U0745551

正"儿"八经

——写给宝妈宝爸的育儿枕边书

♥ 主编 莫 珊

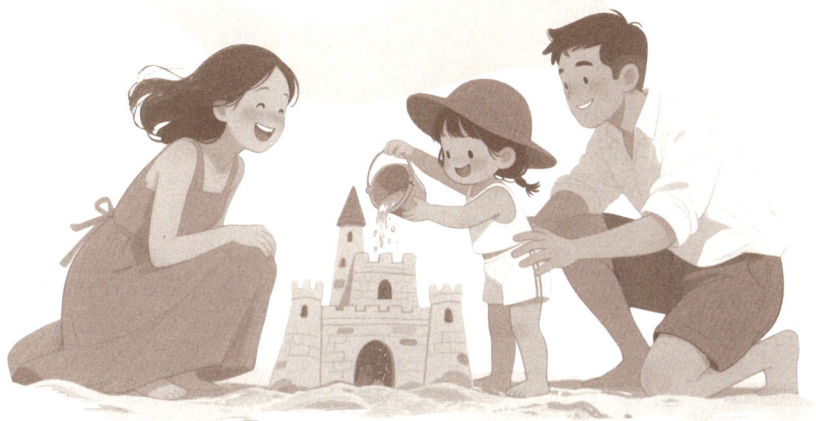

全国百佳图书出版单位
中国中医药出版社
·北 京·

图书在版编目（CIP）数据

正"儿"八经 ：写给宝妈宝爸的育儿枕边书 ／ 莫珊主编 ． -- 北京 ：中国中医药出版社，2025. 9.
ISBN 978-7-5132-9565-9

I. R179.

中国国家版本馆 CIP 数据核字第 2025ET9765 号

中国中医药出版社出版

北京经济技术开发区科创十三街 31 号院二区 8 号楼
邮政编码　100176
传真　010-64405721
河北省武强县画业有限责任公司印刷
各地新华书店经销

开本 880×1230　1/32　印张 7　字数 195 千字
2025 年 9 月第 1 版　2025 年 9 月第 1 次印刷
书号　ISBN 978 – 7 – 5132 – 9565 – 9

定价　48.00 元
网址　www.cptcm.com

服 务 热 线　010-64405510
购 书 热 线　010-89535836
维 权 打 假　010-64405753

微信服务号　zgzyycbs
微商城网址　https://kdt.im/LIdUGr
官 方 微 博　http://e.weibo.com/cptcm
天猫旗舰店网址　https://zgzyycbs.tmall.com

如有印装质量问题请与本社出版部联系（010-64405510）
版权专有　侵权必究

正"儿"八经
——写给宝妈宝爸的育儿枕边书

编委会

主　编　莫　珊

副主编　黄卓红　陈海瑜　禤影妍　关小燕

编　委　（以姓氏笔画为序）
王　婷　刘佳昕　刘艳欢　刘源涛
纪燕淋　何姗姗　沈嘉怡　郑莹莹
姜美琳　彭卓依　董文迪　蔡靖宜
谭惠璇

插　图　陆昱澄

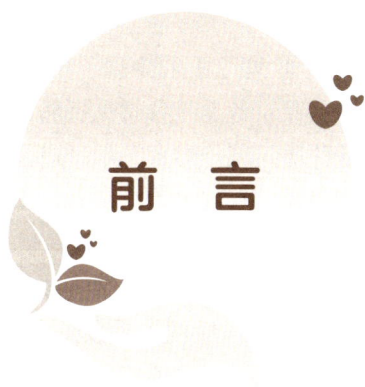

前　言

　　育儿之路是一个不断学习的过程，不仅父母需要学习，爷爷奶奶、外公外婆也需要学习。随着时代变迁，育儿观念不断更新，如果不及时学习，在面对孩子的问题时，往往会出现"一个问题，六种不同意见"的情况。不仅第一胎的父母需要学习育儿知识，二胎的父母同样需要学习。每个孩子都不一样，每个孩子都是独一无二的。二宝、三宝可能出现大宝从来没有出现过的问题。从生理、病理到心理，每个孩子都有自己的个体特质，需要我们采取差异化的育儿策略。

　　我从事中医儿科工作近30年，在儿童常见疾病的诊疗方面积累了丰富的经验。本书通过生长发育篇、流行病防治篇、呼吸系统疾病防治篇、过敏性疾病防治篇、脾胃病防治篇、杂病防治篇、行为疾病防治篇、心理疾病防治篇8个篇章，系统阐述了儿科常见疾病的病因、病理、危害及常见认识误区，并详细介绍了家庭护理要点和小儿推拿等中医治疗方法。这些篇章中的知识点都是作者从医多年的"经验之谈"，这也是"八经"的由来。此外，在"八经"之后，还附有常用小儿推拿手法及穴位介绍，方便家长们在家中就能为孩子进行推拿保健。

在现实生活中，许多父母正陪伴孩子四处求医，身心俱疲是他们的真实写照。本书针对各类儿科常见疾病，系统剖析疾病机理及护理要点，并对各种坊间流传的育儿误区进行科学的解答，旨在帮助父母们避开医疗误区，有效地治疗疾病，正确地育儿。这就是"正儿"的一个由来。

从中医学的角度来讲，孩子"三分治七分养"。在家庭护理方面，针对不同疾病的预防和病后调护，孩子应该如何吃，如何睡，如何运动？如何快速判断孩子所患疾病属于哪种证型？家长可以给孩子施以哪种小儿推拿手法？哪些穴位适合孩子使用？对于以上问题，本书都有详细解答。这些方法简单实用，在辅助治疗疾病的同时还能增强体质，提高儿童身体的抵抗力。祛邪扶正以固本，这就是"正儿"的另一个由来。

本书专门设置了"心理疾病防治篇"，讲述容易被家长忽略的儿童心理疾患。通过该篇的分享，告诉家长，儿童也可能出现心理疾患。对此，家长首先应该正视疾病、认识疾病，然后陪伴孩子走过人生的心理"黑夜"。陪伴，是我们对患病儿童"最长情的告白"。

本书通过编者多年临床总结的"正'儿'八经"，对家长在育儿过程中可能遇到的疑惑进行了专业而细致的解答。同时，希望家长能够与医生携手合作，为孩子筑起健康防线！

这是一本写给所有宝妈宝爸的枕边育儿书！

莫　珊

2025 年 5 月 7 日

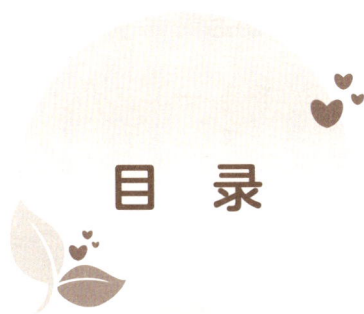

目 录

育儿经之生长发育篇 ……………………………………………………… 1

"小胖墩"是营养好吗——别把儿童肥胖症当福气 ………… 2
早到的花季非好事——儿童性早熟的危害大 ………… 14
是晚长还是矮小——儿童体格发育迟缓 ………… 24

育儿经之流行病防治篇 ……………………………………………………… 35

发热伴身体三处地方出现疱疹需警惕——传播性极强的
  手足口病 ………………………………………………… 36
高热、咽部疱疹、流口水——疼到泪目的疱疹性咽
  峡炎 ………………………………………………… 47
突如其来的上吐下泻——儿童急性病毒性胃肠炎 ………… 53

育儿经之呼吸系统疾病防治篇 ·· 63

免疫力缺口导致的疾病——儿童反复呼吸道感染 ········· 64

让孩子变"丑"变"笨"的疾病——儿童腺样体肥大 ····· 72

儿童久咳不愈莫大意——警惕咳嗽变异性哮喘 ············· 79

育儿经之过敏性疾病防治篇 ·· 89

特应性体质遇到特异性抗原——儿童变应性鼻炎 ········· 90

瘙痒难耐的皮肤疾病——儿童特应性皮炎 ··················· 97

育儿经之脾胃病防治篇 ··· 105

感冒诱发的淋巴结炎症——儿童肠系膜淋巴结炎 ········· 106

娃吃饭要追着喂或是病——磨人的小儿厌食症 ············· 112

威胁孩子健康的大敌——儿童便秘 ··························· 121

育儿经之杂病防治篇 ··· 129

通常能够自愈的疾病——小儿遗尿症 ······················· 130

每到夏季总是发热——小儿不适应暑热天气引起的
夏季热 ·· 139

孩子睡觉时汗多是病吗——影响生活品质的盗汗 ·········· 144

育儿经之行为疾病防治篇 ··· 151

怪叫、挤眉弄眼非捣蛋——易被错怪的抽动障碍 ··········· 152

孩子坐不住,可能患病了——警惕注意缺陷多动
障碍 ·· 162

育儿经之心理疾病防治篇 ·········· 173

　　易致孩子考试失利的"怪病"——考前焦虑症 ·········· 174

　　孩子融入新环境的"拦路虎"——儿童适应障碍 ·········· 182

附录　常用小儿推拿手法及穴位 ·········· 191

育儿经
之
生长发育篇

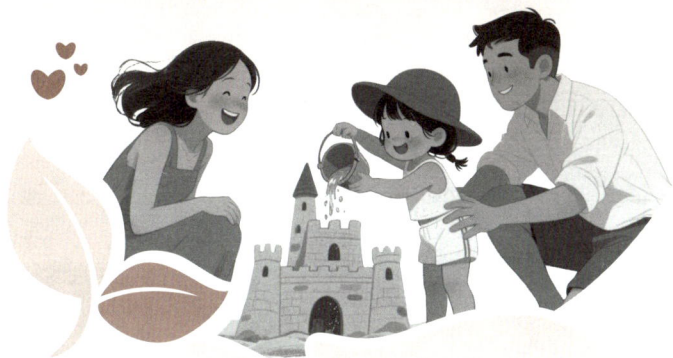

"小胖墩"是营养好吗
——别把儿童肥胖症当福气

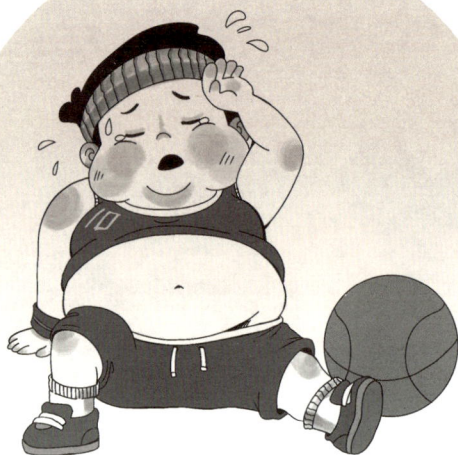

一、可延续到成年的儿童肥胖症

白白胖胖的孩子确实可爱，很多家长都喜欢把孩子喂得胖乎乎的。在婴幼儿时期，家长们总是担心孩子的营养不够，想方设法让孩子多吃。等孩子长成"小胖墩"了，家长们虽然觉得孩子太胖了不好，但转念又想，孩子胖点儿代表着"有福气"，减肥是成年人的事情，孩子的主要任务还是长身体，长大后自然会瘦，于是便抱着"能吃是福"的心态，继续让孩子放开了吃，享受无忧无虑的童年。这种做法导致了儿童肥胖率上升速度较快。2023 年，中国疾病预防控制中心的报告显示，我国 6~17 岁的儿童和青少年超重率为 11.1%，肥胖率为 7.9%，合计 19%，也就是说，每 5 个孩子，就约有 1 个超重或肥胖。

其实，"小胖墩"不一定代表营养好，儿童肥胖反而会为未来的身体健康带来隐患，而且，儿童期肥胖比成年人肥胖的危害更大。根据世界卫生组织 2021 年定义，儿童营养不良不仅包括由蛋白质和能量缺乏引起的发育迟缓、消瘦和体重不足，还包括由能量摄入过多和不均匀引起的超重和肥胖。儿童肥胖有七八成可延续至成年，使糖尿病、心脑血管疾病、肿瘤等的发病率增加 2~5 倍。此外，肥胖也是性早熟、发育提前的危险因素，如果不及时治疗，不仅影响孩子的身高和生育能力，还会给他们的心理发育、升学、就业和婚姻等带来很多不良影响。

（一）儿童肥胖症的诊断标准

儿童肥胖症是指儿童体内脂肪总量过多，或局部含量增多及分布异常，导致体重超过同年龄、同性别、同身高正常标准的一种慢性代谢性疾病。

医生主要根据儿童的体重指数［body mass index，BMI；又称体质指数；BMI=体重（kg）/身高（m）^{2}］百分位和年龄、性别相关的 BMI 百分位来确定他们是否处于超重或肥胖的范围。根据美国儿科学会（American Academy of Pediatrics，AAP）的指南，儿童肥胖症的诊断标准如下。

1. 超重

超重是指 BMI 大于等于相同年龄和性别儿童或青少年 BMI 的第 85 百分位数且低于第 95 百分位数。

2. 肥胖

肥胖是指 BMI 大于等于相同年龄和性别儿童或青少年 BMI 的

第 95 百分位数。

3. 严重肥胖

严重肥胖的扩展定义包括 2 级肥胖和 3 级肥胖。

（1）2 级肥胖

BMI 大于等于第 95 百分位数的 120% ~ 140%，或≥35kg/m^2 且＜39kg/m^2，以年龄和性别的较低者为准。

（2）3 级肥胖

BMI 大于等于第 95 百分位数的 140%，或≥40kg/m^2，以年龄和性别的较低者为准。为了简便筛查儿童是否肥胖，2 ~ 5 岁儿童可参考"中国 0 ~ 18 岁儿童、青少年体块指数的生长曲线"（体块指数即体重指数）中中国 2 ~ 5 岁儿童超重和肥胖的 BMI 参考界值；6 ~ 18 岁儿童则可参考"学龄儿童青少年超重与肥胖筛查"中中国 6 ~ 18 岁学龄儿童青少年性别年龄别 BMI 超重与肥胖界值（表 1-1）；在 18 岁时，男性和女性的 BMI 均以 24kg/m^2 和 28kg/m^2 分别为超重、肥胖界值，与中国成人超重、肥胖筛查标准接轨；小于 2 岁的婴幼儿建议使用"身长别体重"来诊断。

表 1-1　中国 6 ~ 18 岁学龄儿童青少年性别年龄别 BMI（kg/m^2）超重与肥胖界值

年龄组（岁）	男生		女生	
	超重	肥胖	超重	肥胖
6.0 ~	16.4	17.7	16.2	17.5
6.5 ~	16.7	18.1	16.5	18.0
7.0 ~	17.0	18.7	16.8	18.5
7.5 ~	17.4	19.2	17.2	19.0
8.0 ~	17.8	19.7	17.6	19.4
8.5 ~	18.1	20.3	18.1	19.9
9.0 ~	18.5	20.8	18.5	20.4
9.5 ~	18.9	21.4	19.0	21.0
10.0 ~	19.2	21.9	19.5	21.5

续表

年龄组（岁）	男生		女生	
	超重	肥胖	超重	肥胖
10.5 ~	19.6	22.5	20.0	22.1
11.0 ~	19.9	23.0	20.5	22.7
11.5 ~	20.3	23.6	21.1	23.3
12.0 ~	20.7	24.1	21.5	23.9
12.5 ~	21.0	24.7	21.9	24.5
13.0 ~	21.4	25.2	22.2	25.0
13.5 ~	21.9	25.7	22.6	25.6
14.0 ~	22.3	26.1	22.8	25.9
14.5 ~	22.6	26.4	23.0	26.3
15.0 ~	22.9	26.6	23.2	26.6
15.5 ~	23.1	26.9	23.4	26.9
16.0 ~	23.3	27.1	23.6	27.1
16.5 ~	23.5	27.4	23.7	27.4
17.0 ~	23.7	27.6	23.8	27.6
17.5 ~	23.8	27.8	23.9	27.8
18.0 ~	24.0	28.0	24.0	28.0

此外，筛查儿童体脂是否超标还有皮褶厚度法（借助特殊卡尺测量特定身体部位皮下脂肪的厚度，并结合公式估算体脂百分比）和生物电阻抗法（该测量法的主要原理是将身体简单地分为体液、肌肉以及脂肪组织等，脂肪不导电，肌肉组织含水分多，导电性好）等方法。

（二）儿童肥胖症有何危害

儿童肥胖症可能会给健康带来多种危害，包括但不限于以下几个方面。

1. 代谢问题

与正常儿童相比，肥胖儿童更易发生糖脂代谢紊乱，引发血脂异常、胰岛素抵抗、糖耐量异常，甚至糖尿病，还会增加罹患高血压、冠心病、心肌梗死、卒中、肿瘤等疾病的风险。

2. 骨骼问题

肥胖可能导致骨骼负荷过重，增加罹患骨骼疾病的风险，如骨折和骨质疏松等。

3. 性早熟问题

肥胖还可能影响儿童生长激素和性激素的分泌，从而严重影响其生长发育和性发育，增加罹患性早熟、多囊卵巢综合征等疾病的风险。

4. 心理问题

肥胖可能导致儿童遭受同龄人的排斥和歧视，影响他们的社交和情感发展，损害自尊心，更容易引发心理健康问题，如抑郁和焦虑等情绪障碍。

5. 教育问题

肥胖可能影响儿童的学业表现和学习能力，降低他们的学习积极性和效率，限制他们未来的发展。

因此，及早诊断和有效管理儿童肥胖症至关重要。这样，我们才能减少相关的健康和心理危害，提高儿童的生活质量和健康水平。

二、儿童肥胖症的预防和治疗

（一）现代医学如何防治儿童肥胖症

儿童肥胖症的治疗原则是通过减少能量摄入和增加能量消耗的方法来制造热量缺口，使体脂减少并接近正常状态，又不影响儿童的身体健康和生长发育。对于有明确病因的继发性肥胖或伴有肥胖并发症的患儿，则需要进行病因治疗或相应的并发症治疗。针对儿童和青少年超重和肥胖的现代医学治疗方法主要包括以下 3 个方面。

1. 生活方式干预

生活方式干预的原则为加强饮食指导，以运动处方为核心，以行为矫正为关键技术，促进睡眠健康，提高体能，控制体重。

（1）饮食调整

对于处于生长发育期的儿童，不建议通过节食减重，禁用缺乏科学依据的减肥食品和饮品，也不建议短期内（<3个月）快速减重；建议控制摄入食物的总量，调整饮食结构和饮食行为。

首先，需要均衡的饮食结构来保证生长发育所需。在两餐间饥饿时，优先选择能量密度低、饱腹感强的食物，如低脂奶制品、新鲜蔬果等；严格限制富含精制糖的糖果、糕点、饮料等，以及含大量饱和脂肪和反式脂肪的油炸食品及膨化食品的摄入。饮食处方见表1-2。

表1-2　饮食处方

食物	不吃	少吃	推荐（多吃）
谷薯类	糯米、炸薯条、米粉、糖心红薯、牛油蛋糕、爆米花、饼干、白面包等	小麦、稻米、玉米、红薯、土豆等	玉米面、荞麦、燕麦、麦麸、青稞、黑米、薏米、莜面、小米、绿豆等
蔬果类	—	淀粉类蔬菜（土豆、山药、芋头、南瓜、莲藕、红薯、玉米等）高糖水果（橘子、苹果、梨、木瓜、椰子、石榴、杜果、柿子、荔枝、桂圆、大枣、哈密瓜、葡萄、黄桃、甜瓜、榴梿等）	绿叶蔬菜（芹菜、菠菜、韭菜、苋菜、空心菜、油菜、生菜、小白菜等）瓜类（苦瓜、西红柿、黄瓜、冬瓜等）菌藻类（海带、黑木耳、鲜蘑菇等）低糖水果（柚子、草莓、桃子、李子、猕猴桃、橙子、枇杷、菠萝、杏、柠檬、樱桃、西瓜等）

续表

食物	不吃	少吃	推荐（多吃）
鱼类、肉类、蛋类	叉烧肉、猪肝、猪蹄、香肠、火腿、鸡肝、烤鸭、鹅肝、蟹黄、鱼子、鱼罐头等	猪血、猪耳朵、牛舌、羊肉、鸡腿、鸡爪、鸭掌、鸭血、螃蟹、甲鱼、鱼丸等	猪里脊、牛里脊、牛蹄筋、兔肉、鸡胸肉、鸽子肉、鹌鹑、乌鸡、鸭肉等
奶类、豆类	有糖酸奶、牛奶饮品、奶酪、甜炼乳等 兰花豆、油豆腐、腐竹、豆沙馅等	蚕豆、毛豆、豆腐干等	牛奶、无糖酸奶等 绿豆、黑豆、红豆、黄豆、豆浆、豆腐、豆汁等
油、盐、糖类	精制糖（糖果、巧克力、白糖、方糖、冰糖等） 隐形糖（饼干、蛋糕、冰激凌、果脯、含糖酸奶、饮料等）	以植物油为主，每天30g以内 盐每天不超过6g	少油少盐 严格控糖
不健康零食	油炸食品、腌制食品、加工类肉食品等 饼干类食品、汽水可乐类食品、方便类食品等 罐头类食品、话梅蜜饯类食品、冷冻甜品类食品、烧烤类食品等	—	—

　　其次，儿童减重饮食需要合适的脂肪总量而非过分低脂或无油，但需要减少饱和脂肪和反式脂肪的摄入量，相应增加不饱和脂肪的摄入量。在饮食行为上，建议减少快餐食品、在外就餐及外卖点餐；减少摄入高脂、高钠、高糖或深加工食品；进食速度不宜过快，每餐时间建议控制在20～30分钟；避免进食时看电子产品。

（2）适当运动

　　通过运动实现能量负平衡能够改善肥胖状况。运动可以消耗多余的脂肪并减轻体重，因此，运动被认为是目前干预肥胖最安全且有效的非药理手段。《儿童肥胖预防与控制指南（2021）》推荐儿童进行适宜的形式多样的身体活动，家长可根据表 1-3、表 1-4 为儿童选择合适的运动项目。

表 1-3　不同年龄人群推荐的身体活动量

人群	建议
0~6 月龄婴儿	醒时至少保持 30 分钟的俯卧姿势
7~24 月龄的婴幼儿	每天俯卧位自由活动或爬行时间不少于 30 分钟，每天活动时间不少于 3 小时
3~5 岁学龄前儿童	每天身体活动总时间应达 3 小时，每天户外活动至少 2 小时，其中等及以上强度的身体活动时间累计不少于 1 小时；应鼓励儿童积极参与游戏，使身体处于活跃状态，建议每天结合日常生活多参与公园玩耍、散步等运动，适量进行中高强度的有氧运动和户外活动；儿童静坐时间每天应不超过 1 小时
6~17 岁学龄儿童青少年	每天累计进行至少 60 分钟的中高强度身体活动，以有氧活动为主，其中，每周至少 3 天的高强度身体活动；身体活动应形式多样，其中，包括每周 3 天增强肌肉力量和/或骨健康的运动；应至少掌握一项运动技能；儿童静坐时间每天应不超过 2 小时

表 1-4　运动强度及运动项目

体能水平	最适运动心率	有氧运动强度	运动项目
良好	140~160 次/分	高强度	篮球、羽毛球、跳绳、高抬腿、开合跳等
一般	120~140 次/分	中等强度	跑步、健身操、游泳、轮滑等
不佳	100~120 次/分	低强度	八段锦、骑单车、快步走、游泳、瑜伽等

（3）睡眠充足

睡眠时间不足会增加儿童和青少年患肥胖症的风险，特别是对于3～13岁的儿童，而充足的睡眠则有助于预防肥胖。因此，孩子们要养成健康的睡眠习惯，包括良好的睡眠规律、睡前避免参与较兴奋的活动等。不同年龄段推荐睡眠时长见表1-5。

表1-5　不同年龄段推荐睡眠时长

年龄段	睡眠时长（小时）
4～12月龄	12～16
1～2岁	11～14
3～5岁	10～13
6～12岁	9～12
13～18岁	8～10

2. 心理行为干预

评估肥胖儿童是否存在心理偏差，并有针对性地进行心理卫生教育，使之能自觉控制饮食，参加体育锻炼，进而正视自我，消除因肥胖而产生的各种不良心态。对于情绪创伤或心理异常者，必要时请心理医生进行干预。

认知行为干预旨在转变肥胖儿童对肥胖及体重控制的看法和知识，树立正确的信念，并采取有效的行动以减轻体重和维持健康水平。纠正肥胖儿童及家长的认知偏差，能有效提升其依从性。首先，医生与家长应共同分析主要的危险因素，如进食过快和过度、进食快餐和含糖饮料、看电子产品时间过长和运动过少以及以静坐为主等。其次，纠正主要危险因素。根据需要纠正的不健康行为和生活方式设定具体目标和时间，注意设立缓冲时间和制订奖惩方案。最好先纠正一个不健康行为，然后再循序渐进纠正下一个。

3. 药物治疗及代谢减重手术

建议只有在经过正式的强化生活方式干预后，仍无法控制体重增长或改善并发症，或有运动禁忌时，才考虑对肥胖儿童进行药物治疗。不建议小于 16 岁的超重但不肥胖儿童使用减肥药物。

奥利司他和利拉鲁肽被美国食品药品监督管理局（Food and Drug Administration，FDA）批准可以用于治疗 12～16 岁的青少年肥胖症。奥利司他是一种脂肪酶抑制剂，可以减少胃肠道中 30% 的脂肪吸收，但必须随餐口服。利拉鲁肽是胰高血糖素样肽-1 类似物，能够刺激胰岛素分泌，降低血糖，减少饥饿感和能量摄入。以上两种药物的不良反应均为胃肠道反应等。

代谢减重手术是一种有创操作，其适应证尚无统一标准。代谢减重手术后常见吻合口瘘、胃食管反流加重、肠梗阻及营养缺乏等情况，以及手术后相关心理问题。

（二）中医如何辨证治疗儿童肥胖症

中医学认为儿童肥胖多与饮食不节和久坐久卧有关。小儿的一个显著生理特点是"脏器轻灵，形气未充"，意思是儿童脏腑娇嫩，发育尚未完全，功能尚不完善，且脾常不足。小儿如果进食过多，或嗜食肥甘厚味、生冷等，就会导致脾胃受损。久而久之，脾胃清浊不分，水谷精微物质不能化生精血，形成膏脂痰浊积聚于体内，则形成肥胖。中医讲"久卧伤气，久坐伤肉"，人体阳气不足，气血运行不畅，痰浊脂膏不能及时代谢到体外，则蓄积于皮下，导致肥胖。

根据临床表现的不同，中医学将儿童肥胖症分为以下 4 种证型。

1. 脾虚湿阻

临床表现：肥胖，浮肿，头胀，肢体困重，懒言少动，腹满，口淡，纳差，尿少，舌淡红、苔白腻，脉缓。

治法：健脾益气，利水渗湿。

方药：参苓白术散加减。

党参 15 克，白术 15 克，茯苓 15 克，山药 20 克，莲子 20 克，白扁豆 15 克。

小儿推拿：具体操作如下。

（1）补脾经，3分钟。

（2）按揉丰隆穴，3分钟。

（3）按揉天枢穴，3分钟。

（4）捏脊，10次。

以上手法，每日1次。

2. 胃肠实热

临床表现：肥胖，头胀，眩晕，消谷善饥，口臭口干，口渴喜饮，大便秘结，舌红、苔黄腻，脉滑数。

治法：清泄胃热，通腑泄浊。

方药：佩连麻黄汤加减。

佩兰15克，黄连10克，麻黄6克，决明子6克，昆布6克，胖大海10克，荷叶6克，葛根10克。

小儿推拿：具体操作如下。

（1）清大肠，2~3分钟。

（2）摩腹，2~3分钟。

（3）按揉中脘穴，2~3分钟。

（4）按揉足三里穴，2~3分钟。

以上手法，每日1次。

3. 肝郁气滞

临床表现：肥胖，胸胁苦满，胃脘痞满，女孩可见月经不调或闭经，失眠多梦，舌暗红、苔白或薄腻，脉弦。

治法：疏肝解郁，行气化痰。

方药：逍遥散。

当归10克，茯苓15克，白芍10克，白术15克，柴胡15克，牡丹皮10克，薄荷6克，甘草6克。

小儿推拿：具体操作如下。

（1）清肝经，2~3分钟。

（2）清心经，2~3分钟。

（3）补肾经，2~3分钟。

（4）揉涌泉穴，2~3分钟。

以上手法，每日1次。

4. 脾肾阳虚

临床表现：肥胖，虚浮肿胀，畏寒，疲乏无力，腰酸腿软，腹胀痞满，纳呆，便溏，舌淡、苔薄白，脉沉细无力。

治法：补益脾肾，温阳利水。

方药：真武汤加减。

茯苓12克，白芍10克，生姜10克，白术15克，炮附子6克。

小儿推拿：具体操作如下。

（1）补脾经，2~3分钟。

（2）用掌根横擦肾俞穴与命门穴，2~3分钟。

（3）捏脊，2~3分钟。

以上手法，每日1次。

早到的花季非好事
——儿童性早熟的危害大

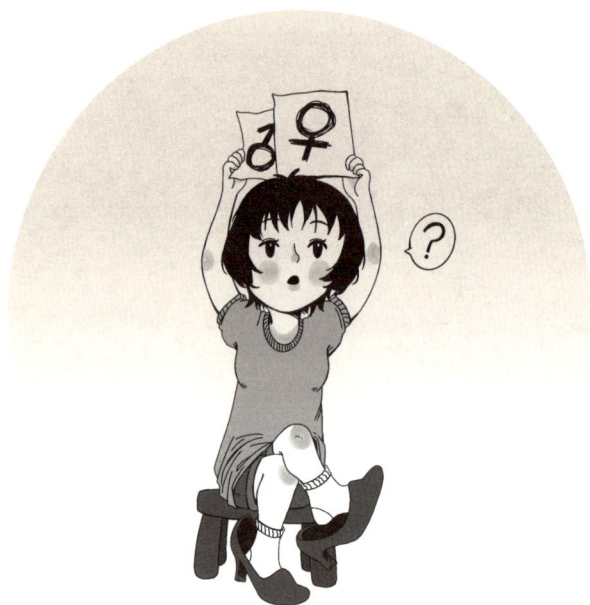

一、影响孩子身心健康的性早熟

性早熟是指儿童在生理和心理上提前进入青春期的情况。

《中枢性性早熟诊断与治疗专家共识》（2022年版）指出，性早熟是指女孩在7.5岁前、男孩在9岁前呈现第二性征的现象。

性早熟的具体体征如下：女孩在7.5岁前出现乳房发育、乳房肿痛，并且伴随白带、小阴唇变大着色、阴毛出现，10 岁前月经初潮等。男孩在 9 岁前出现睾丸增大，逐渐出现阴茎增大、增粗、阴毛、腋毛萌出，变声，喉结突出，遗精等。男女孩均有生长加速、骨成熟度加速、生长提前停滞等。

性早熟发生后，如果没有及时处理，还会导致骨龄增速、身材矮小、厌学、性行为提前等，严重影响患儿的身心健康。近年来，我国儿童性早熟的发病率呈上升趋势，并且有低龄化的倾向，这与环境污染、不良生活习惯以及家长为孩子盲目进补等因素有关。

（一）如何尽早发现儿童出现性早熟

孩子正常的青春期发育是有顺序和规律的。

女孩：女孩在 9 岁左右开始出现乳房发育；大约 2 年后出现阴毛发育，继而出现外生殖器的改变，以及腋毛的生长；大约 3 年后会迎来月经初潮。女孩在月经初潮后，受雌激素水平影响，骨骺会逐渐闭合，大约发生在月经来潮后的 6 ~ 12 个月，所以在月经初潮后，3 年内平均只能长 5 ~ 6 厘米。

男孩：男孩青春期发育开始的时间比女孩平均晚 2 年，一般在 10 岁左右开始出现睾丸发育，大约 2 年后出现阴毛发育，大约 4 年后出现遗精。男孩的遗精相当于女孩的月经初潮。男孩在遗精后，骨骺也逐渐进入闭合的状态，同女孩一样，身高增长有限。

当然，性发育的时间存在明显的个体差异。孩子的性发育时间提前或延后 1 年，往往属于正常情况，可与父母青春期发育时间对比来看。

因此，孩子身高过早增长不一定是好事，尤其是对于父母身高并不高的家庭。当女孩 8 岁、男孩 9 岁前，身高年增长超过 6 厘米，父母就要警惕孩子出现性早熟的可能性，需要尽快咨询专科医生，必要时可进行相关的医学干预。

（二）如何确诊性早熟

性早熟主要分为中枢性性早熟（又称真性性早熟）和外周性性

早熟（又称假性性早熟）。

根据《中枢性性早熟诊断与治疗专家共识》（2022 年版），应进行相关实验室检查以明确性早熟诊断。

1. 血清激素水平测定

黄体生成素（luteinizing hormone，LH）、卵泡刺激素（follicle stimulating hormone，FSH）、雌二醇（estradiol，E_2）、催乳素（prolactin，PRL）、睾酮（testosterone，T）等激素水平会随着性早熟的进程而明显增高。

2. 骨龄检查

中枢性性早熟患儿的骨龄往往较实际年龄提前。

3. B 超检查

女孩子宫、卵巢 B 超显示子宫、卵巢成熟度超过同龄儿童。

4. 头颅核磁共振成像（MRI）检查

当存在中枢神经系统器质性病变时，重点观察下丘脑和垂体。这些部位可见异常改变。

（三）哪些因素可导致儿童发生性早熟

儿童发生性早熟是一个复杂的问题，可能受多种因素的影响。

1. 遗传因素

家族中有性早熟的成员可能会增加儿童发生性早熟的风险。

2. 环境因素

环境中的化学物质、激素或其他外界因素可能影响儿童的内分泌系统，从而导致性早熟。譬如，摄入过多使用"促长剂"和"催肥剂"饲养的家禽，以及膨化食物、反季节蔬菜等；一些有滋补功效的保健品或中药，如冬虫夏草、海马、燕窝、蜂王浆、人参、黄芪、雪蛤膏、桂圆干等；误食避孕药；不当使用塑料制品；使用成人护肤品；经常接触成人信息，如性感的画像、充满性诱惑和性暗示的视频等。

3. 肥胖因素

肥胖可能会导致脂肪组织分泌的雌激素增加，进而促进性早熟的发生。在出现性早熟的儿童中，"小胖墩"占了很大比例。

4. 营养不良

营养不良或饮食不均衡可能影响内分泌系统的正常发育。长期饮食不当、饮食不规律、挑食、偏食的孩子发生性早熟的概率会增加。

5. 心理因素

长期的心理压力、焦虑或心理创伤，可能会对孩子的内分泌系统造成负面影响，导致其发生性早熟。

6. 疾病因素

某些疾病或疾病的治疗可能会影响儿童的内分泌系统，如颅内肿瘤、肾上腺疾病等。以肾上腺激素分泌异常疾病引起的性早熟为例，孩子会出现全身性多毛、毛发增粗、痤疮等表现，需要进行进一步检查。

（四）儿童性早熟有哪些危害

1. 身体方面

第二性征提前发育可能会导致孩子的身体各方面发育失衡，如骨骼发育过快导致骨骺提前闭合，孩子的整个青春生长期相应缩短，影响最终身高；女孩的胸部提前发育，可能会引起含胸驼背的情况；生殖系统发育过早，孩子未来的生殖能力可能会受到影响。

2. 心理方面

性早熟的孩子常会过多关注自己的身体变化，可能导致情绪低落、内向、退缩、自卑，以及与同学相处不愉快等。当孩子在社交圈中感到孤立时，其社交能力的发展往往会受到不利的影响。

3. 成长方面

性早熟儿童的身体提前发育，与其心理发育不匹配，加上生理年龄小、社会阅历浅、自控能力差，会导致发生性行为的概率增加，受性侵害的概率也会相应增加。

4. 学业方面

当孩子的自信心减弱、在社交上被排斥时，可能会出现注意力不集中、情绪波动大等问题。这些问题若不加以解决，进一步发展会导致学习成绩下降，甚至引发厌学情绪。

二、儿童性早熟的预防和治疗

（一）现代医学如何防治儿童性早熟

1. 预防性早熟，从生活细节做起

（1）合理控制体重

家长要合理搭配孩子的饮食，以烹饪方式简单、口味清淡为宜。避免孩子出现偏嗜偏食的情况，并限制其对高热量食物的摄入。尽量让孩子养成早睡早起、规律运动的生活习惯，不纵容孩子熬夜，保证孩子有充足的睡眠时间。

（2）注意食品安全

家长要给孩子吃新鲜、应季、食品添加剂少的食物，减少零食、反季节蔬菜等的摄入。

（3）避免滥用保健品

很多保健品中含有激素，家长们不要"拔苗助长"，儿童无须服用任何保健品或补品来促进生长发育和提高机体免疫力。

（4）让孩子愉快成长

创造一个温馨和睦的家庭环境，不对孩子设立不切合实际的期待和要求，及时了解孩子的心理状态，减少对孩子的责罚……这些做法有助于防止孩子出现抑郁和焦虑情绪，并能在一定程度上预防性早熟。

（5）避免接触不良信息

在日常生活中，孩子们可能会在无意中接触与性有关的信息，这可能会刺激他们的下丘脑-垂体系统，引起激素变化。平时，家长们要注意观察孩子关注的信息，减少其对电子产品的依赖性，避免其观看儿童不宜的影视画面和书籍。

（6）关注塑料用品安全

塑料产品中的增塑剂具有类似性激素的作用。塑料产品中的增塑剂超标，可能会使身体误以为是性激素的刺激，从而引起性早熟。孩子接触的餐具，如奶瓶、水杯等，应尽量选择不锈钢、玻璃、搪瓷、硅胶等材质的。若受条件限制，也应挑选稳定性较强的塑料制品，同时避免用其盛装热水。对于日常生活中接触的其他塑料用具，如玩具、拖鞋、爬行垫、学步车等，购买时要认准国标"GB6675"字样、3C认证和检验检疫合格证。

2. 性早熟的治疗

根据性早熟的病因不同，其治疗方式可以分为激素注射治疗、手术治疗和药物口服治疗。其中，激素注射治疗，临床常用的激素注射剂为促性腺激素释放激素类似物（gonadotropin-releasing hormone analogue，GnRHa），常用的制剂有曲普瑞林和亮丙瑞林的缓释剂，主要应用于骨龄明显提前、预测身高落后的特发性中枢性性早熟患儿。医生在综合评估患儿骨龄情况、身高增长速度、第二性征发育情况等因素后，对患儿进行个体化用药治疗。治疗期间还需要根据患儿性腺轴功能抑制情况调整用药，并对患儿进行用药监测。用药期间，患儿需要定期复查性激素水平、骨龄、卵巢彩超和肝肾功能等。

手术治疗主要针对颅内肿瘤、性腺肿瘤或肾上腺肿瘤的患儿。

药物口服治疗主要针对甲状腺功能减退症或先天性肾上腺皮质增生症患儿，通过口服激素，补充或替代治疗。

对于中枢性性早熟患儿，如果疾病进程缓慢，对成年后身高影响不大，或是骨龄生长提前，但是身高增速也相应加快，对成年后的身高没有损害，且无其他器质性病变的患儿，可以暂时不予治疗，但应加强定期随访。单纯性乳房过早发育的患儿，一般无须治疗，但是少数患儿会转化为中枢性性早熟，因此同样需要加强对此类患儿的定期随访。

（二）中医如何辨证治疗性早熟

中医学认为，孩子体质本就"阳常有余，阴常不足"。摄入温补性补品、煎炸物等"热性"食物，长期处于肝郁状态，过早接触性刺激信息，以及经常熬夜等因素，会使孩子形成相火亢盛的体质，进而发生性早熟。

1. 阴虚火旺

临床表现：除了第二性征的提早发育，还伴有形体消瘦，面红，潮热，盗汗，五心烦热，舌红、少苔，脉细数。

治法：滋补肾阴，清泄相火。

方药：知柏地黄丸加减。

炒黄柏 6 克，炒知母 6 克，炒牡丹皮 6 克，熟地黄 12 克，山茱萸 12 克，茯苓 12 克，山药 30 克，冬瓜皮 30 克，赤芍 10 克，桃仁 10 克，柴胡 10 克，甘草 6 克。

食疗：雪梨银耳莲子羹。

将银耳泡发后撕成小朵，雪梨 1 个削皮，莲子 5 枚去心，一同放进砂锅中，加入适量清水共煮 30 分钟。

小儿推拿：具体操作如下。

（1）揉板门，2~3 分钟。

（2）按揉三阴交穴，3 分钟。

（3）摩揉涌泉穴，2 分钟。

以上手法，每日 1 次。

2. 肝郁化火

临床表现：除了第二性征的提早发育，还伴有乳房胀痛，胸闷胁胀，心烦易怒，舌红、苔黄，脉弦细数。

治法：疏肝解郁，清肝泻火。

方药：丹栀逍遥散加减。

牡丹皮 10 克，炒栀子 10 克，北柴胡 6 克，赤芍 10 克，白芍 10 克，茯苓 12 克，薄荷 3 克（后下），当归 10 克。

食疗：菊花莲心茶。

取菊花5克，莲子心5条。热水冲泡，代茶饮。

小儿推拿：具体操作如下。

（1）清肝经，2～3分钟。

（2）清小肠经，2～3分钟。

（3）按揉太冲穴，3分钟。

以上手法，每日1次。

3. 痰湿壅滞

临床表现：除了第二性征的提早发育，还伴有带下增多，面部痤疮、身形肥胖、胸闷、喜叹息，大便干结或稀溏，口中黏腻，舌苔腻，脉濡数。

治法：健脾燥湿，化痰散结。

方药：二陈汤加减。

半夏9克，陈皮6克，茯苓15克，川贝母10克（打碎），瓜蒌10克，前胡9克，炙甘草6克。

食疗：赤小豆陈皮薏米粥。

取赤小豆15克，陈皮5克，薏苡仁15克，粳米100克，加入适量清水，煮成粥。

小儿推拿：具体操作如下。

（1）清补脾经，2～3分钟。

（2）揉板门，2～3分钟。

（3）按揉足三里穴，3分钟。

以上手法，每日1次。

4. 肝郁痰凝

临床表现：除了第二性征的提早发育，还伴有情志抑郁，食欲不振，胸闷，肢体困重，舌淡、苔薄白，脉弦滑。

治法：疏肝解郁，化痰散结。

方药：逍遥蒌贝散加减。

柴胡9克，当归10克，白芍10克，茯苓10克，白术10克，瓜蒌 10 克，浙贝母 10 克，胆南星 10 克，生牡蛎 10 克，山慈菇 10 克，甘草 6 克。

食疗：薏米薄荷茶。

取薏苡仁 15 克，薄荷 5 克。将薏苡仁在铁锅中炒至微黄，取出，加入薄荷，以热水冲泡即可。

小儿推拿：具体操作如下。

（1）清肝经，2～3 分钟。

（2）揉太冲穴，2～3 分钟。

（3）按揉内关穴，2～3 分钟。

以上手法，每日 1 次。

5. 痰热互结

临床表现：除了第二性征的提早发育，还伴有胸闷，肢体困重，心烦，口渴，便秘，舌红、苔黄腻，脉濡数。

治法：清热燥湿，化痰散结。

方药：千金苇茎汤加减。

苇茎 15 克，桃仁 10 克，薏苡仁 15 克，冬瓜子 10 克，鱼腥草 15 克，黄芩 10 克，天竺黄 10 克。

食疗：陈皮杏仁粥。

取陈皮 5 克，甜杏仁 10 克，粳米 100 克，加入适量清水，煮成粥。

小儿推拿：具体操作如下。

（1）清大肠经，2～3 分钟。

（2）揉二马穴，2～3 分钟。

（3）揉丰隆穴，2～3 分钟。

以上手法，每日 1 次。

6. 肝郁脾虚

临床表现：除了第二性征的提早发育，还伴有精神抑郁或心烦易怒，食欲下降，腹胀，大便不成形，舌淡红、苔白，脉弦。

治法：疏肝解郁，益气健脾。

方药：逍遥散加减。

柴胡 10 克，当归 15 克，白芍 15 克，白术 12 克，薄荷 3 克，川芎 10 克，白芷 10 克，香附 10 克，炙甘草 5 克。

食疗：桂花莲子粥。

取桂花 15 克，莲子 30 克，佛手 10 克，粳米 100 克，加入适量清水，煮成粥。

小儿推拿：具体操作如下。

（1）平肝清肺，2 ~ 3 分钟。

（2）揉足三里穴，2 ~ 3 分钟。

（3）掐揉四横纹，2 ~ 3 分钟。

以上手法，每日 1 次。

7. 湿热内蕴

临床表现：除了第二性征的提早发育，还伴有面部易长痤疮、脓疱，身体困倦，四肢沉重，食欲不振，口干口苦，小便短赤，大便黏腻，舌红、苔黄腻，脉濡数或滑数。

治法：健脾益气，清热利湿。

方药：泻心汤合连朴饮加减。

陈皮 9 克，白术 15 克，制厚朴 10 克，黄连（姜汁炒）10 克，石菖蒲 10 克，制半夏 10 克，芦根 15 克，茵陈 12 克，藿香 12 克。

食疗：绿豆薏米粥。

取绿豆 50 克，薏苡仁 30 克，粳米 100 克，加入适量清水，煮成粥。

小儿推拿：具体操作如下。

（1）清胃经，2 ~ 3 分钟。

（2）揉丰隆穴，2 ~ 3 分钟。

（3）推天柱骨，1 ~ 2 分钟。

以上手法，每日 1 次。

是晚长还是矮小
——儿童体格发育迟缓

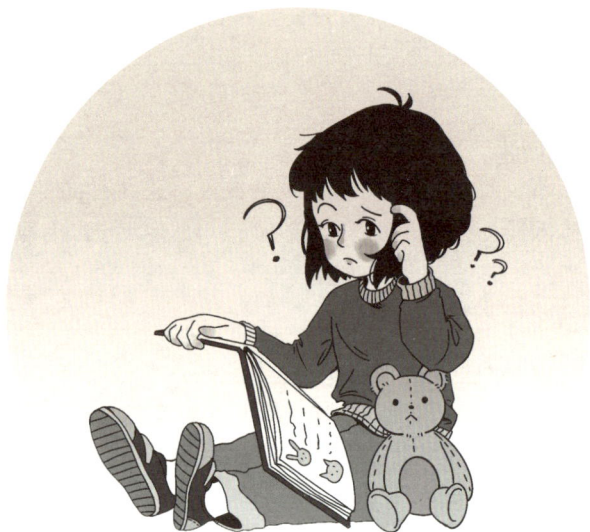

一、儿童生长发育迟缓

正如植物开花结果有早有晚，有的树木枝繁叶茂，而有的树木长势欠佳一样，人体在生长发育的过程中也会呈现出不同的发展节奏和状况。

儿童生长发育迟缓是指在儿童成长过程中出现发育速度放慢的

现象。在正常的情况下，儿童都是能够正常发育的，一切不利于儿童生长发育的因素均可不同程度地影响其发育，从而造成生长发育迟缓。

儿童生长发育迟缓主要包括以下几个方面：体格发育迟缓、运动发育迟缓、语言发育迟缓以及精神发育迟缓。本文主要讨论体格发育迟缓，即身高和体重落后于同年龄、同性别儿童的平均身高和体重2个标准差以上者。

体格发育迟缓是指在生长发育过程中出现生长速度放慢或是顺序异常等现象，发病率6%~8%。多数的体格发育迟缓与遗传因素或宫内的发育不良有关，如家族性矮身材、体质性发育延迟和低出生体重性矮小等。这些情况都属于正常的生长变异，其生长速度基本正常，不需要特殊治疗。少数的生长发育迟缓是由其他疾病导致的，如由生长激素缺乏症、甲状腺功能减退症等引起的生长发育迟缓，这些情况需要进行相应的对症治疗。

（一）哪些原因会引起儿童体格发育迟缓

1. 生长激素缺乏症

生长激素缺乏症是由下丘脑或垂体前叶功能障碍造成生长激素分泌不足引起的生长发育障碍性疾病，是导致儿童身材矮小的内分泌疾病。部分生长激素缺乏症患儿出生时有难产史或窒息史，或者胎位不正史，其中以臀位、足位多见。患儿出生时身长正常，出生后5个月起出现生长减慢，1~2岁时生长迟缓表现更为明显，多于2岁后才引起家长及医护人员的注意。随着年龄的增长，生长缓慢程度也在增加，患儿体形较实际年龄幼稚，四肢和身体比例匀称，自幼食欲低下。典型生长激素缺乏症患儿表现为身材矮小，皮下脂肪相对较多，"娃娃脸"，肢体匀称，高音调声音，智力正常，骨龄延迟，学龄期身高年增长率不足4厘米，严重者仅2~3厘米，身高低于正常均数2个标准差以上。患儿出牙、换牙均延迟。生长激素缺乏症男性成年身高一般≤163厘米，女性≤153厘米。

2. 体质性生长发育延迟

体质性生长发育延迟是指青春发育时间晚于普通人群，大部分延迟2~3年，极少数人可延迟到20~21岁才出现青春发育的一种症状，俗称"晚长"。我们可以将其看成正常青春发育的变异类型，这类患者最终都可以完成正常的性发育。

体质性生长发育延迟的病因尚未完全明确。很多患者的直系亲属都有青春发育延迟的表现，因此我们推测生长发育延迟可能与基因遗传有关。

3. 营养不良或大病、久病后

全身性疾病和营养不良患者，在原发疾病和营养状态改善后，可恢复正常的性发育。体格发育延迟可能与疾病相关的炎症介质作用于中枢神经系统，从而抑制下丘脑–垂体–性腺轴启动有关。

4. 先天性甲状腺功能减退症

先天性甲状腺功能减退症，简称先天性甲减，是儿童时期常见的智力障碍性疾病，早期无明显表现，一旦出现症状，则是不可逆的，本病又称呆小病。此病若未能尽早发现并及时治疗，将对儿童的智力发育产生很大影响。此病可导致身材矮小，智力低下。一般认为，如果在2月龄内发现并及时治疗，且终身服药，患儿的智力可保持基本正常；大于10月龄发现并进行治疗的患儿，其智力只能达到正常水平的80%；大于2岁才发现的患儿，智力落后不可逆。先天性甲状腺功能减退症临床表现为智力迟钝、生长发育迟缓及基础代谢低下。如果患儿能够早期治疗并坚持终身服药，通常可以达到正常平均身高。

5. 遗传性（家族性）矮小

遗传性矮小又称遗传性矮身材，是由于遗传基因异常导致的身材矮小，患儿父母中至少一位存在矮小情况。其临床表现为身高的增长速度正常，生长曲线和正常儿童的生长曲线平行，但是身高始终低于正常儿童平均身高2个标准差以上，最终身高在其遗传靶身高的低限。这类患儿的骨龄、生长激素激发试验、全身查体以及其他相关检查一般无明显异常，如骨龄没有明显的落后，智力正常，五官端正，身材均匀，垂体功能正常，生长激素激发试验结果在正常范围内，没有慢性病等。在临床实践中，本病的诊断常会结合家庭情况调查。部分遗传性矮小能够通过基因检测发现与这些矮小表型相关的特定基因异常或疾病，但并非所有矮小都能通过当前技术找到基因病因，可能存在未知基因或检测范围的限制。

6. 宫内发育迟缓

宫内发育迟缓，是指胎儿的体重低于同孕龄平均体重 2 个标准差，或低于同孕龄应有体重的第 10 个百分位数，为妊娠期的并发症之一。本病病因复杂，可由母亲的一般体质欠佳、营养状况不良、孕期不良生活习惯（吸烟、酗酒、吸毒等）、妊娠合并症和并发症等影响而发病，还可由胎儿生长调节因素异常、染色体异常、感染、多胎情况等导致发病；另外，胎盘的异常，如子宫胎盘床血管异常等情况也可导致胎儿宫内发育迟缓。

孕检是通过科学手段从胎儿时期开始监测孩子健康的一种方法，同时可以明确母体的健康状况。定期孕检至关重要，有助于及早发现胎儿的不良情况，并针对病因及时进行干预。有的孕妈认为孕检辛苦、排队久、花费多，存在侥幸心理，未进行规律孕检，等到孕晚期才发现胎儿存在问题，这种情况也时有发生。

（二）如何诊断体格发育迟缓

孩子的体格发育明显低于同龄、同性别的儿童，如身高、体重等指标低于同年龄、同性别儿童的平均值 2 个标准差以上，便可以诊断为体格发育迟缓。

如果发现孩子有体格发育迟缓的情况，应进一步完善相关的检查，如骨龄、性腺发育水平、性激素、甲状腺激素、生长激素、垂体核磁共振、头颅核磁共振以及发育迟缓相关的遗传检测等。通过上述检查，了解孩子发育迟缓的原因，并根据病因指导后续的治疗，以改善预后。

（三）如何判断孩子是晚长还是体格发育迟缓

孩子身高、体重的增长受多种因素的影响，包括遗传、生理、心理、营养等因素。如果家长发现孩子的身高明显低于同龄人，就需要观察其生长曲线，并结合家族史及其健康状况等进行判断。

晚长和体格发育迟缓是两个不同的概念。晚长是指孩子在生生发育过程中，身高增长速度比同龄孩子慢，但最终会达到正常水平的情况；生长发育迟缓则是指孩子在某些方面的生长速度明显低于正常水平，可能需要及时进行医学干预。

如果孩子的生长曲线基本上在正常范围内，而且孩子健康活泼，食欲正常，语言、运动、精神发育均正常，只是个子矮一点儿，那么可能是晚长。如果孩子的生长曲线明显偏低，或者伴随其他生长发育方面的问题，如饮食偏嗜、智力落后等，建议及时就医，进行专业检查。

二、如何防治儿童体格发育迟缓

（一）现代医学如何防治儿童体格发育迟缓

1. 如何预防儿童体格发育迟缓

孩子从出生至达到终身高，需要 10 余年的时间。除了遗传因素和疾病因素（起主导作用，约 70%）外，营养、睡眠、情绪、运动等因素（约 30%）也会影响孩子的身高发育。家长们应该通过保障孩子的营养均衡、睡眠充足、情绪积极和规律的运动，充分挖掘这 30% 的潜力，尽力使孩子达到遗传靶身高。

（1）提供营养均衡的饮食

确保孩子每天摄入充足的营养素，包括蛋白质、碳水化合物、脂肪、维生素和矿物质。让孩子多食用新鲜水果、蔬菜、全谷类食品和优质蛋白质食物。

（2）定期体检

定期带孩子进行体检，监测其生长曲线和发育情况，尽早发现生长问题并及时处理。

（3）保持良好的生活习惯

鼓励孩子养成良好的生活习惯，包括规律的饮食、充足的睡眠、适当的运动和规律的生活作息。

（4）避免过度用药

避免使用不必要的药物，尤其是抗生素和激素类药物。长期或过度使用这些药物可能会对儿童的生长发育产生负面影响。

（5）提供支持和关爱

和睦的家庭环境，良好的精神状态，健康的心理情况等，都可以促进生长激素的分泌，有助于儿童健康成长。部分身材矮小的孩子容易出现自卑、焦虑倾向及社交能力差等心理和行为方面问题，在人际交往中承受较大压力。对此，家长们需要提升孩子的抗压能力，同时，社会应消除对身材矮小者的偏见。若孩子心理问题严重，建议及时进行专业心理干预，促进其身心健康成长。

（6）及时处理健康问题

一般来说，急性疾病会影响儿童体重，慢性疾病会影响其身高和体重发育，而某些先天性疾病则会对儿童的生长发育产生更为显著的影响。许多患有先天性疾病的儿童都有身材矮小、体重偏轻的表现，这是因为其脏腑虚衰、功能衰弱、营养吸收不良，影响了正常的生长发育。所以，对于儿童及青少年时期的各种疾病，应当及时发现并积极治疗，尽可能减少负面影响。

（7）避免过度压力

避免给孩子施加过度的学习压力和社会压力，应当给予他们足够的空间，让他们在健康的环境中成长。

（8）积极运动

运动有助于身体的生长发育，尤其是跳跃性的运动，如篮球、跳绳（表1-6）等。

表1-6　运动处方

步骤	操作
第一步：准备运动	（1）慢跑5分钟，要求心率80~100次/分 （2）学校的广播体操，要求心率100~120次/分
第二步：快速运动	（1）快速跳绳5分钟，中间可休息2次，每次1分钟，要求心率140~160次/分 （2）匀快速跳绳5分钟，中间可休息2次，每次1分钟
第三步：放松运动	（1）慢跑5分钟，要求心率100~120次/分 （2）做牵拉操5分钟
时间	每天运动1~2次，饭前半个小时进行

同时，家长也应该密切关注孩子的生长情况，必要时寻求专业的医疗帮助。

2. 如何治疗儿童体格发育迟缓

当孩子已经被诊断为体格发育迟缓时，根据青少年青春发育的规律，如果女孩12周岁、男孩14周岁，仍无青春发育征象，则应对其进行相关检查和生长发育评估，以明确青春发育延迟的原因，并据此确定进一步的治疗方案。

不同类型的体格发育迟缓所对应的治疗也大不相同。如生长激素缺乏症要使用生长激素进行治疗，先天性甲状腺功能减退症要采用甲状腺素替代疗法，低促性腺激素性性腺功能减退症可以使用雄激素替代治疗等。因此，明确诊断是决定治疗方案的前提，然后根据患儿的不同情况，制订个性化的治疗方案。

3. 生长激素的使用指征

并非所有的矮小症患者都适合注射生长激素。注射生长激素可以促进身高增长，通常用于治疗生长发育迟缓中的一种特定情况——生长激素缺乏症。虽然家长会迫切希望孩子长高，但是不应该盲目跟风，生长激素治疗并不适用于所有生长缓慢的儿童，且其具有一定的不良反应和危险性，需要在医生的指导下进行，并定期监测孩子的生长情况、身高曲线、骨龄等，以确保治疗效果和安全性。

第一步：评估孩子是否符合矮小症的诊断标准。

矮小症是指孩子的身高低于同年龄、同性别孩子平均身高 2 个标准差以上者。有的孩子由于遗传因素、营养、睡眠、运动等原因，仅比同龄人稍微落后一点儿，而家长却希望通过注射生长激素让孩子"高人一等"，这是完全没有必要的。

第二步：对于诊断为矮小症的孩子，评估其是否符合生长激素缺乏症的诊断。

对于符合矮小症诊断的孩子，可以进一步进行生长激素激发试验检查。生长激素缺乏症的确诊需要通过两种药物的生长激素激发试验来评估，当两次试验的峰值均低于 10ng/mL 时才能确诊。

第三步：对于已经确诊为生长激素缺乏症的孩子，评估其是否符合注射生长激素的条件。

具有以下情况的患儿不适合注射生长激素：颅内肿瘤术后引发的继发性生长激素缺乏症患者，慎用生长激素；恶性肿瘤或有潜在肿瘤恶变者，以及甲状腺疾病、糖尿病患者，禁用生长激素。

（二）中医如何辨证治疗儿童体格发育迟缓

矮小症可以归属于中医学"疳积"的范畴。中医学认为，儿童疳积主要由先天禀赋不足和后天失于调养所致。本病的病位在脾、肝、肾，病性多为虚证。《黄帝内经》中记载，脾主肉，肝主筋，肾主骨。肾为先天之本，主骨、生髓；脾为后天之本，化生水谷精微；肝藏血、主筋，助生长发育。若先天之精和后天之精充足，肝血充盈，筋骨发育得源，人方可健康生长，骨骼强壮，运动有力；若先天不足，或受疾病影响，津液耗损，同时脾气不足，后天之精化生无力，肝血亏虚，筋骨失养，则生长缓慢、身材矮小。所以，中医治疗儿童体格发育迟缓多从肝、脾、肾入手，辨证施治。

1. 脾胃虚弱

临床表现：以矮小、消瘦为主，伴食欲不振，饮食不化，腹胀腹泻，神疲乏力，面色少华，舌淡、苔薄白，脉细弱。

治法：健脾益气和胃。

方药：资生健脾丸加减。

党参20克，白术15克，茯苓15克，山药20克，莲子肉20克，白扁豆20克，芡实15克，藿香15克，豆蔻12克，薏苡仁20克，山楂15克，麦芽15克，神曲10克，橘红6克，桔梗6克，甘草6克。

食疗：山药糕。

取山药30克，白扁豆30克，茯苓50克，米粉100克。将山药、白扁豆、茯苓焙干，研为细末，过100目筛，然后与米粉一同搅拌均匀，放入锅内蒸熟，切片，可每日食用。

小儿推拿：具体操作如下。

（1）补脾经，2~3分钟。

（2）捏脊，2~3分钟。

（3）揉足三里穴，2~3分钟。

（4）顺时针摩腹，2~3分钟。

以上手法，每日1~2次。

2. 脾肾不足

临床表现：以矮小为主，或有早产、宫内发育迟缓病史，或有牙齿生长迟缓、囟门闭合延迟、遗尿史；伴神情倦怠，毛发稀疏，肢冷，记忆力减退，舌淡、苔白，脉细弱，指纹淡红。

治法：健脾益肾填精。

方药：右归丸加减。

太子参20克，白术20克，菟丝子15克，熟地黄20克，山药20克，山茱萸15克，枸杞子15克，杜仲10克，土贝母15克，附子6克，僵蚕5克，鳖甲30克（先煎），甘草6克。

食疗：桑寄生粥。

取桑寄生15克，芡实15克，大枣3枚，粳米50克。将中药材清洗干净，与粳米一同熬成粥即可。每日服用1次。

小儿推拿：具体操作如下。

（1）补脾经，2~3分钟。

（2）捏脊，2~3分钟。

（3）补肾经，2~3分钟。

以上手法，每日1~2次。

3. 气血不足

临床表现：以自汗为主，或伴盗汗，以头、颈、胸、背部出汗明显，动则尤甚，神疲乏力，面色少华，平时易患感冒，舌淡、苔薄白，脉细弱。

治法：益气补血。

方药：八珍汤加减。

当归10克，川芎10克，白芍9克，熟地黄10克，党参15克，白术15克，茯苓15克，甘草6克。

食疗：八宝粥。

取龙眼肉10克，芡实10克，茯苓15克，白术10克，莲子肉10克，山药15克，薏苡仁10克，粳米50克。将中药材清洗干净，与粳米一同熬成粥即可。每日服用1次。

小儿推拿：具体操作如下。

（1）摩囟门，2~3分钟。

（2）揉板门，2~3分钟。

（3）捏脊，2~3分钟。

（4）横擦肾俞穴与命门穴，2~3分钟。

以上手法，每日1~2次。

（三）患儿家长要避免陷入的3个误区

1. "男孩身高低于170厘米，女孩身高低于160厘米，就是身材矮小"

家长应科学地看待身高的正常范围，可以根据以下公式计算孩子的遗传靶身高：

男孩遗传靶身高（厘米）=（父亲身高+母亲身高+13）÷2

女孩遗传靶身高（厘米）=（父亲身高+母亲身高−13）÷2

孩子的身高与遗传、营养、出生状况、疾病、运动、心理等因素相关，家长应客观、理性地与医生一起分析。如果存在父母一方或者双方身高落后的遗传因素，或者孩子出生属于小于胎龄儿等病理因素，家长应适当降低对孩子身高的期望值，在不影响孩子健康的情况下，进行一定的身高追赶就可以了。

2."身高落后于同龄孩子就一定要采取干预措施"

体质性生长发育延迟的儿童在出生时的体重和身高正常，3岁以前生长速度基本正常，在青春期前生长速度减慢，青春期前和同龄人相比显得矮小。

对于父母有晚长史，经过医生检查，排除甲状腺功能减退症和生长激素缺乏症等疾病，且骨龄明显落后的孩子，家长不必过于担心，孩子可能属于晚长的类型，只要定期记录孩子身高增长情况，并在医生指导下定期检查即可。

3."孩子还小，再等等，过两年就长高了"

有的家长比较"佛系"，抱着"船到桥头自然直"的心态，错过了孩子的最佳治疗时机。孩子到了青春发育后期，如果女孩已月经初潮，男孩已经遗精，那么此时骨骺已经部分融合，即使采取措施也很难进行身高追赶了。

若有以下情况，家长应带着孩子，同时携带孩子的既往身高、体重、疾病等记录，前往生长发育门诊就诊。

（1）父母一方或者双方身高落后，孩子的身高没有达到平均水平。

（2）比同年龄、同性别孩子身高明显落后。

（3）早产儿或双胞胎出生体重明显落后。

（4）第二性征（乳房发育、变声等）提前出现。

如果孩子被确诊为生长发育迟缓，应及时进行干预。

育儿经

之

流行病防治篇

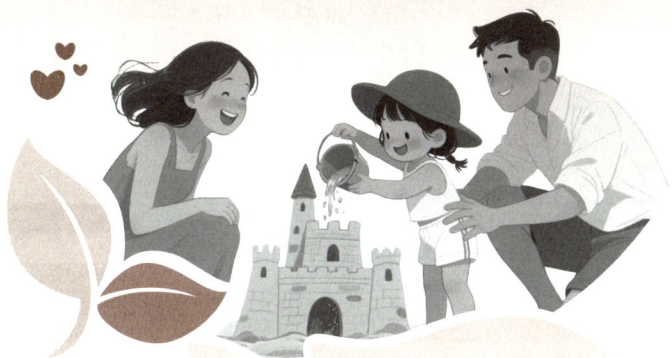

发热伴身体三处地方出现疱疹需警惕
——传播性极强的手足口病

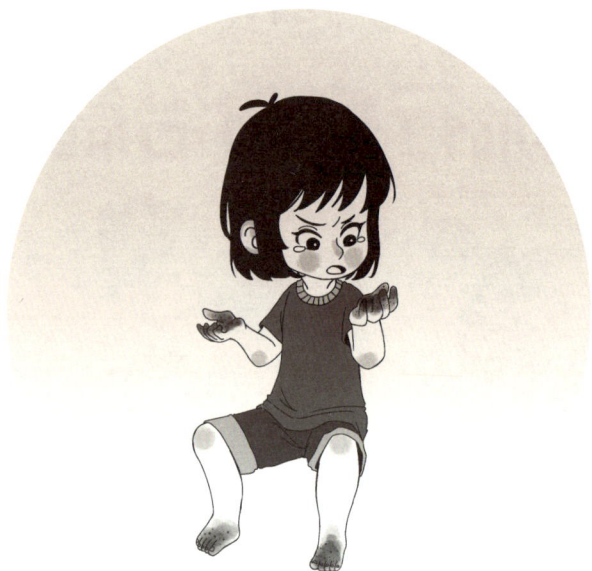

一、容易引起大范围流行的手足口病

在我国，每年的4—8月是手足口病的高发期。手足口病是由肠道病毒、柯萨奇A组16型病毒、肠道病毒71型引起的急性传染性疾病，具有传染性强、传播速度快的特点。儿童在接触到被病毒污染的生活用品、食物以及玩具等时，或与感染者进行亲密接触，

均易感染而发病并导致该病集中暴发，且在短期内可造成较大范围的流行，其流行没有明显的地区性。

该病以手、足、臀、口处斑丘疹、疱疹为主要临床表现，多伴有发热、咽喉疼痛、倦怠、流涎、不思饮食等症状。该病多发生于 5 岁以下的儿童，尤其是 3 岁以下、免疫力较低的婴幼儿发病率最高。5 岁以上的儿童、青少年，甚至成年人也会发病，只不过与 5 岁以下的儿童相比，这些人群的发病率较低，症状相对较轻，但是仍然能传播病毒。手足口病患儿通常能在 1 周内痊愈，预后良好，没有后遗症，但也有少数患儿病程进展较快，发展成重症，要引起重视。

（一）如何确诊儿童手足口病

手足口病的临床表现非常有特点，如果夏秋季节孩子出现发热，大点儿的宝宝会诉说咽喉痛，吞咽困难，小宝宝则哭闹拒食，并且孩子的手足心和臀部出现细小的红点，那么孩子大概率患上了手足口病。

手足口病的初期症状与感冒非常相似，不少家长看到孩子发热、口腔溃疡，首先就想到孩子可能是"上火"感冒了。此外，发热并伴有口腔溃疡并不是手足口病的特有表现，疱疹性咽峡炎也会出现发热、咽痛和口腔疱疹等症状，但身上其他部位不会出现红疹。因此，若孩子出现发热、咽喉痛等症状，家长可通过检查孩子的口腔、手足心和臀部，观察是否存在圆形或椭圆形的疱疹来进行初步判断。

在临床中，医生一般根据流行病学史以及患儿的年龄、皮疹特点和伴随症状等来诊断手足口病。采集患儿的咽、直肠拭子以及疱液组织进行培养，可以分离出肠道病毒，这是诊断手足口病的重要依据。

（二）手足口病对患儿有何危害

手足口病是一种自限性疾病，绝大多数患儿属于轻症，可以在家隔离休息和护理，一般1周左右就会康复，不会发生严重的并发症。只要护理得当，疱疹也不会在皮肤上留下色素沉着或瘢痕。

少数患儿可并发无菌性脑膜炎、脑炎、急性弛缓性麻痹、呼吸道感染和心肌炎等；个别重症患儿病情进展快，容易导致死亡。为了避免患儿在短期内转为重症，只要发现孩子体温持续高于38.5℃超过3天，并出现嗜睡、呕吐、头痛等症状，家长就要迅速带孩子到医院就诊。

（三）手足口病是如何传染的

引发手足口病的肠道病毒有20多种（型），其中以柯萨奇病毒A16型（CoxA16）和肠道病毒71型（EV71）较为常见，而肠道病毒71型更是导致我国重症手足口病的主要病原体。

病毒侵入儿童体内后，会在口咽、鼻咽和肠道中进行复制。若直接或间接接触到患儿的鼻涕、口水、粪便等，如被病毒附着的玩具、餐具、衣物、门把手等，甚至近距离的喷嚏，都可能感染病毒而发病。

（四）得了手足口病可以实现终身免疫吗

引发手足口病的肠道病毒有20多种（型），但引起患儿某一次发病的只有一种。若是同一型的肠道病毒引起的感染，如EV71引起的感染，机体会产生一定的免疫力，当再次感染同一型的病毒时，感染的可能性会下降，但并非不能再次感染。

因此，感染肠道病毒后并不能实现终身免疫，身体只是产生了一定的免疫力，使再次感染的概率降低。如果一个人感染了EV71，但由于身体对柯萨奇病毒并没有免疫力，那么这个人仍可能因感染其他肠道病毒（如柯萨奇病毒）而再次引发手足口病。

（五）接种过手足口病疫苗的人为什么还会"中招"

手足口病疫苗并不是一种注射后就能终身免疫的疫苗，通常需要注射 2 剂后才能起到效果，并且效果只能维持 2 年。接种肠道病毒疫苗 2 年后，体内的抗体虽然维持在比较高的水平上，但是目前并没有长期免疫持久性的数据，无法证实手足口病疫苗能够实现终身免疫。

此外，目前市面上的手足口病疫苗只对 EV71 感染的手足口病有效果，而对于其他胃肠道病毒感染所引起的手足口病没有效果。不少家长吐槽"怎么打了手足口疫苗，还会感染手足口病"，就是这个原因。

二、手足口病的预防和治疗

（一）现代医学如何防治手足口病

手足口病目前虽没有特效药，但它可防、可治。本病重在预防，平时要增强体质，提高抵抗力。在疾病流行季节，要做到"勤洗手、吃熟食、喝开水、多通风、晒被褥"，养成良好的卫生习惯，保持健康的生活方式。

1. 预防措施

（1）及时隔离和治疗

轻症手足口病患者居家遵医嘱对症治疗即可，但一定要做到早发现、早诊断和及时治疗。这样可以减少肠道病毒的传播机会，更重要的是可以防止因救治不及时导致普通型发展成危重型，引发严重后遗症，甚至死亡。

（2）及时消毒，避免接触

要勤开窗、多通风，保证室内空气流通。肠道病毒对紫外线是很敏感的，如有条件可用紫外线给室内消毒。对于空气和床垫、大件物品等不易擦拭的物品，可以使用紫外线消毒。需要注意的是，消毒时要直接照射且无遮挡，照射时间≥30分钟。建议多在户外晾晒衣物、被褥。患儿的粪便、痰液中携带的病毒较多，传染性强，消毒时应做好防护。

针对手足口病，含氯消毒剂是常用且有效的消毒用品，但是它对皮肤的刺激比较强，因此在家庭中使用时，要注意擦拭或浸泡后需静置 30 分钟，再用清水擦拭去除残留。适合使用含氯消毒剂消毒的物品有门把手、桌子、椅子、游乐设施、餐具、玩具、毛巾等。

此外，还可以通过高温煮沸的方法来消毒，操作方法为 100℃煮沸，时间在 15 分钟以上。适合高温煮沸消毒的物品有餐具、奶瓶、毛巾、衣物等。

（3）保持良好的个人卫生习惯

勤洗手可以预防多种疾病，减少传染机会，平时家长要教育孩子养成勤洗手的习惯。普通洗手液虽不能杀死病毒，但可以在一定程度上减少病毒的附着。孩子要有自己单独的餐具和毛巾，不与他人共用私密用品。日常生活中应吃熟食、喝开水，避免病毒通过食物和水传播。教育孩子在咳嗽、打喷嚏时以手背或纸巾掩住口鼻，不随地吐痰，避免飞沫传播。

（4）接种 EV71 疫苗

EV71 型灭活疫苗是由我国首创、全球唯一上市的预防手足口病的疫苗，主要针对 EV71 型。已感染过 EV71 型的儿童会获得免疫力，没有必要接种。

（5）增强体质

儿童抵抗力弱是发病的重要原因之一，因此增强儿童抵抗力也是预防手足口病的重要措施。

第一，加强营养摄入，每天保证肉、蛋、奶以及蔬果的均衡摄入。适量多吃能够提高免疫力的食物，如富含维生素 C 的蔬菜和水果（如猕猴桃、橘子等）。

第二，适当运动可加速血液循环，调节激素水平，有助于激发儿童的免疫力，提高抵抗力。

第三，多接触自然环境。孩子的抵抗力是在一次次锻炼中增强的，如果缺乏外界细菌的刺激，免疫力得不到锻炼，反而不利于免疫系统的成熟。所以，在保证安全的情况下，不妨让孩子多去户外玩耍。

（6）注意食品安全

保证食品的新鲜度，适当加热，避免食用未煮熟的食物，以减少病原体传播的可能性。

2. 治疗措施

由于绝大多数手足口病症状不严重，且有自愈倾向，故治疗一般为对症治疗和支持治疗。对于高热患儿，一般采取降温、镇静和防止高热惊厥的治疗措施。目前尚无特效抗病毒药物和特异性治疗手段。

（1）对症治疗

目前尚无针对手足口病的特效抗肠道病毒药物，因此本病的治疗主要为对症处理。对于体温超过 38.5℃ 的患儿，采用物理降温的方式或者应用退热药物，对于合并惊厥的患儿应及时进行止惊处理。若为重症病例，则须住院治疗。

（2）家庭护理

手足口病主要经消化道或呼吸道飞沫传播，也可通过接触患者的疱液而感染。因此，手足口病的家庭护理应以消毒隔离、避免皮肤继发性感染、密切观察病情变化为主。

① 消毒隔离。家长发现孩子患了手足口病，应避免其与外界接触，一般要在家隔离 2 周。孩子用过的玩具、餐具等都要彻底消毒。酒精并不能彻底杀灭手足口病病毒。餐具应高温消毒，玩具应用含氯的消毒液浸泡后再用清水洗净，不宜浸泡的物品可以在阳光下暴晒消毒。

② 通风换气。家里应该定期开窗通风，保持空气清新舒爽，室内温度、湿度适宜。孩子生病期间不要请外人来家里做客，防止交叉感染。

③ 流质饮食。患儿患病 1 周内应卧床休息，可多喝些温水。若孩子由于咽痛而拒食，家中可准备清淡可口、易消化的流质食

物，忌食生冷、辛辣、过咸、过烫等刺激性食物。为了减轻进食时的疼痛，可让患儿用吸管吸食，以减少食物与口腔黏膜的接触。

④ 皮疹护理。孩子穿的衣服、被褥要干净整洁，衣服应该宽大柔软，并经常更换。为了避免患儿抓破皮疹，应定期修剪孩子的指甲，必要时还可以把孩子的手包起来。尤其是臀部有皮疹的患儿，要保持其臀部皮肤清洁干燥。

⑤ 发热护理。如果体温超过了 38.5℃，可在医生的指导下服用退热药。持续 3 天发热超过 38.5℃，应尽快到医院治疗。

⑥ 口腔护理。饭前饭后用生理盐水漱口。对不会漱口的孩子，可以用棉棒蘸生理盐水轻轻地清洁口腔。

（二）中医如何辨证治疗手足口病

本病属于中医学"温病""时疫""瘟疫""温热夹湿"等范畴。其外因为感受手足口病时邪；内因为小儿脏腑娇嫩，卫外功能不足。《伤寒瘟疫条辨》云："温病得于天地之杂气，怫热在里，由内而达于外。"本病多发于气候湿热的季节，小儿稚阴未长，时邪侵犯易于入里，化毒化火，并发变证。

本病临床以实证、热证居多，若病情进一步发展，也可表现为虚证或虚实夹杂之证。故本病病机关键为邪侵肺脾，外透肌表；病位主要在肺，可波及心、肝。手足口病普通病例以中医治疗为主，配合西药对症处理；重症病例应配合西医治疗，并结合积极抢救。中医治疗以清热解毒祛湿为基本原则。中医药的优势在于辨证论治、内治、外治兼施，可起到减轻病情、缩短病程等作用。

1. 邪犯肺脾（见于出疹期）

临床表现：手、足、口、臀部出现斑丘疹、丘疹、疱疹，口痛流涎，可伴有发热、流涕、咳嗽、纳差，或恶心呕吐、咽痛、小便短黄、大便干结或便溏，舌红、苔薄黄腻，脉浮数，指纹浮紫。

治法：宣肺清热、化湿透邪。

方药：银翘散加减。

金银花 12 克，连翘 12 克，桔梗 9 克，薄荷 3 克，荆芥 6 克，蒲公英 12 克，竹叶 9 克，炙桑白皮 9 克，甘草 5 克，芦根 15 克，桑叶 12 克，菊花 9 克，木通 3 克，黄芩 9 克，甘草 6 克。

食疗：取薏苡仁 10 克，绿豆 10 克，大米 100 克，一同煮成粥服用。

小儿推拿：具体操作如下。

（1）头面四大法，包括开天门、推坎宫、揉太阳和揉掐耳后高骨。各 100 ~ 300 次，可以祛邪外出。

（2）推三关配合退六腑，其中推三关和退六腑的比例是 1：3。一般每次 100 ~ 300 组。

以上手法，每日 1 次。

2. 湿热蕴毒（见于出疹期）

临床表现：手、足、口、臀部出现大量丘疹、疱疹，发热较甚，持续不解，口痛拒食，烦躁不安，口干口渴，小便黄赤，大便秘结，舌红、苔黄腻，脉数，指纹紫滞。

治法：清热解毒，化湿透邪。

方药：甘露消毒丹加减。

茵陈 12 克，栀子 10 克，黄芩 9 克，石菖蒲 10 克，藿香 10 克，豆蔻 9 克，薄荷 5 克（后下），滑石 15 克，木通 10 克，枳壳 10 克。

食疗：取灯心草 1 扎，木棉花 1 朵，鸡骨草 10g，猪瘦肉 50g，熬汤食用。

小儿推拿：具体操作如下。

（1）清天河水，300 次。本手法可退热，有清热解毒的功效。

（2）推天柱骨，300 ~ 500 次。推出痧，可迅速缓解高热。

（3）揉小天心，100 ~ 500 次。本手法可镇静安神，减轻因高热引起的烦躁不安。

以上手法，每日 1 次。

注意：推拿时要避开疱疹，防止疱疹破溃，疱液渗出则易引起感染。若孩子手掌有疱疹，可选择其他部位的穴位进行操作。

3. 气营两燔（见于出疹期）

临床表现：手、足、口、四肢、臀部出现疱疹、斑疹，且分布较密集，色泽紫暗，或成簇出现，壮热不解，夜晚尤甚，头痛、口痛、剧烈难忍，小便黄赤，大便干结，舌红绛、苔黄厚腻或黄燥，脉数，指纹紫滞、达气关。

治法：清热凉营，解毒祛湿。

方药：清瘟败毒饮加减。

生石膏 15 克，生地黄 10 克，水牛角 10 克，黄连 3 克，栀子 5 克，桔梗 6 克，黄芩 5 克，知母 5 克，赤芍 10 克，玄参 10 克，连翘 10 克，竹叶 6 克，甘草 5 克，牡丹皮 9 克。

食疗：取紫草根、绿豆、红小豆、夏枯草各 5 克，大米 100 克，煮成粥服用。

小儿推拿：具体操作如下。

（1）退六腑，300~500 次。

（2）清天河水，300~500 次。

（3）推坎宫，300~500 次。

以上手法，每日 1 次。

外治：常用的外治法包括刺络放血和中药熏洗疗法。

（1）刺络放血

对于高热患儿，可在发病早期取耳尖或少商穴，用注射针或三棱针点刺并挤出约 1 毫升血液。该法能够疏通经络，活血化瘀，改善微循环，祛邪外出，促进康复。

（2）中药熏洗疗法

家长可以尝试用以下中药给孩子进行熏洗：金银花 15 克，白鲜皮 15 克，黄柏 15 克，黄芩 15 克。上药煮 15 分钟，给孩子熏洗，能够清热解毒，止痒止痛，收敛生肌，对手、足、臀部的疱疹具有一定的疗效。

4. 毒热动风（见于神经系统受累期）

临床表现：高热，易惊，肌肉瞤动，瘛疭，或抽搐，或肢体痿软无力，坐立不稳，呕吐，吸吮无力，精神萎靡，嗜睡，甚则昏蒙、昏迷，头痛，眼球震颤或上翻，舌暗红或红绛、苔黄腻或黄燥，脉弦细数，指纹紫滞。

治法：清热解毒，息风定惊。

方药：羚角钩藤汤加减。

菊花 10 克，钩藤 10 克，羚羊角粉 10 克（冲），桑叶 10 克，贝母 10 克，石菖蒲 10 克，佩兰 10 克，板蓝根 15 克，生地黄 10 克，白芍 10 克，甘草 6 克。

食疗：西瓜汁。

将西瓜切开后，取西瓜瓤，打成果汁即可。

小儿推拿：具体操作如下。

（1）清天河水，300 次。

（2）擦大椎穴，使局部皮肤微微发热。

以上手法，每日 1~2 次。

5. 气阴两虚（见于恢复期）

临床表现：热退，神疲乏力，口渴，纳差，皮疹消退或尚未退净，或见脱甲、脱皮，舌红少津、苔白少或花剥，脉细数。

治法：益气健脾，养阴生津。

方药：生脉饮合七味白术散加减。

人参 15 克，麦冬 12 克，五味子 9 克，白术 12 克，茯苓 15 克，木香 9 克（后下），沙参 15 克，玉竹 10 克，生地黄 10 克。

食疗：取生黄芪 10 克，怀山药 10 克，猪瘦肉 150 克，熬汤食用。

小儿推拿：具体操作如下。

（1）按揉三阴交穴，3 分钟。

（2）摩揉涌泉穴，2 分钟。

以上手法，每日 1 次。

6. 络脉不畅（见于恢复期）

临床表现：乏力，纳差，肢体痿软，或肢体麻木，舌淡红、苔白，脉细，指纹色淡或青紫。

治法：健脾益气，育阴通络。

方药：参苓白术散合大定风珠加减。

人参15克，白术12克，茯苓15克，山药15克，莲子15克，白扁豆15克，生地黄10克，麦冬15克，五味子9克，鸡血藤15克，阿胶10克，龟甲10克，牡蛎10克。

食疗：五指毛桃粥。

取五指毛桃10g，大米50g，一起煮成粥。

小儿推拿：具体操作如下。

（1）捏脊，10次。

（2）揉足三里穴，2~3分钟。

（3）按揉内关穴，2~3分钟。

以上手法，每日1~2次。

高热、咽部疱疹、流口水
——疼到泪目的疱疹性咽峡炎

♥

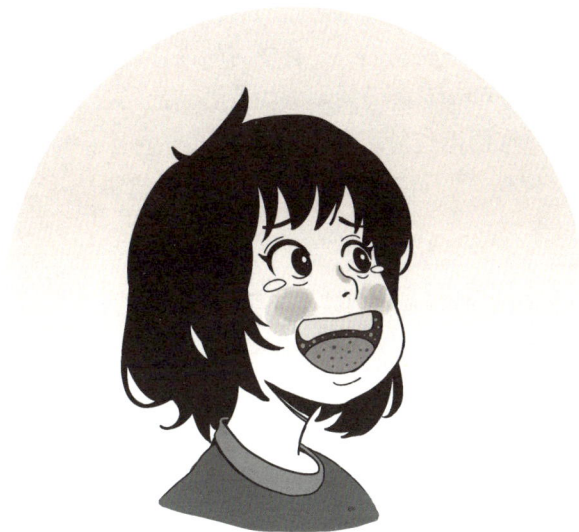

一、来势汹汹的疱疹性咽峡炎

　　每年春夏之交，气温回升，有一种儿科疾病的发病率也随之攀升。患儿常表现为高热，咽痛，拒绝进食，卧睡不安，流口水，烦躁哭闹，全身不适，婴儿甚至会发生呕吐和惊厥现象，往往让家长措手不及且感到心力交瘁！这种病就是夏季高发的儿童呼吸道传染病——疱疹性咽峡炎。

该病是由肠道病毒引起的急性上呼吸道感染性疾病,起病急骤,一般在发病 2 天内,患儿口腔黏膜会出现少量的灰白色疱疹,周围绕以红晕,随后水疱破溃变为浅溃疡。该病具有传染性,传播途径为粪—口传播和呼吸道传播,幼儿园、学校等公共场所易聚集性流行。疱疹性咽峡炎虽然来势凶猛,但一般预后良好,通常在 1 周左右自愈。

(一)家长如何早期发现疱疹性咽峡炎

如果发现孩子出现发热,并且短时间内体温上升得较多,那么可打开手电筒查看一下孩子的咽部。若咽峡部黏膜上出现散在的灰白色疱疹,疱疹周围红肿,大概率提示孩子患上了疱疹性咽峡炎。如果孩子不肯配合,可观察其有无拒食、食欲下降、流口水等症状,从而做出判断。

(二)如何鉴别疱疹性咽峡炎与手足口病

疱疹性咽峡炎还有一个"兄弟"——手足口病,二者在临床上有部分症状出现"重叠",如发热和疱疹等。疱疹性咽峡炎和手足口病的发病初期都有可能首先出现高热,且早期都会表现为口腔内长疱疹,但手足口病后期会发展为手、足、臀部长疱疹。另一个重要区别就是,疱疹性咽峡炎急而不险,通常不会出现严重的并发症或后遗症,也很少发生生命危险;而少数手足口病患儿则可能出现心肌炎、脑炎等并发症,个别重症患儿如果病情发展快,会导致死亡。

因此,家长在发现孩子有发热、口腔疱疹等症状时,一定要仔细观察孩子身体其他部位是否出现疱疹,以及孩子的精神状态等,高度警惕手足口病的可能。

(三)患过疱疹性咽峡炎可终身免疫吗

疱疹性咽峡炎可由 20 多种肠道病毒引起,感染过某种肠道病毒后可产生免疫力，不会重复感染这种病毒，但是患儿仍有可能因感染其他种类的病毒而发病。随着年龄的增加，患儿即使再次感染，症状也会变得轻微，出现严重并发症的概率也会降低。

目前，我国已经上市了 EV71 疫苗，可用于预防 EV71 感染所致的手足口病和疱疹性咽峡炎。EV71 疫苗的接种对象为 6 月龄至 5 岁儿童，建议尽早接种，以便为低龄儿童提供保护。

二、疱疹性咽峡炎的预防和治疗

（一）现代医学如何防治疱疹性咽峡炎

疱疹性咽峡炎虽然来势汹汹，但它属于自限性疾病，病程多为 7 天，且多数患儿属于轻型感染，不需要特别治疗，只要对症处理并做好护理，就能自行恢复，预后较好。患儿在疱疹溃破时会感到剧烈的疼痛，但这也意味着最难受的阶段马上就要过去了，病也就快好了。也有少数患儿病情比较严重，尤其是出现高热惊厥的患儿，家长要及时带孩子去医院就诊，让医生进行评估和治疗。

1. 对症治疗

当出现高热不退的情况时，可以使用抗病毒药和退烧药，促进患儿身体恢复健康。

（1）抗病毒药物，可以使用利巴韦林等抗病毒药物。

（2）退烧药，多数患儿可以使用布洛芬，以使体温逐渐恢复正常。

2. 加强护理

发病期间，要密切关注孩子的体温变化，尤其是低龄孩子，防止高热惊厥，可采用物理降温或药物降温，必要时送医院治疗。鼓励孩子多饮水，饮食以容易消化的流质和半流质食物为主，如牛奶、鸡蛋羹、小米粥等；勤刷牙漱口，保持口腔清洁；减少外出，多卧床休息。

3. 高峰期做好防护

该病好发于春夏之交，应督促孩子勤洗手，加强锻炼，保证充足的休息，以增强自身抵抗力。室内要经常开窗通风，孩子的玩具、餐具要经常消毒，勤晒被褥。当幼儿园内出现流行情况时，最好不要把孩子送到幼儿园。

（二）中医如何辨证治疗疱疹性咽峡炎

中医认为，正气存内，邪不可干。预防感染性疾病的发生应从增强个人抵抗力开始。临床上，一些体质偏颇的孩子比其他孩子更容易患疱疹性咽峡炎。譬如，平素嗜食煎炸油腻食物，或常因暴饮暴食发生食积的孩子，比其他孩子更容易 "中招"。因此，日常生活中喂养孩子要留 "三分饥与寒"，饮食不偏嗜，以营养丰富、口味清淡、容易消化的食物为主。若发现孩子出现比较明显的体质偏颇时，可以通过膏方、药膳、推拿等手段进行调理。《金匮要略》云："四季脾旺不受邪。"顾护好孩子的 "后天之本"（即脾胃），可提高其身体免疫力。

中医学通常将疱疹性咽峡炎分为以下 3 种证型。

1. 热毒炽盛

临床表现：咽干、灼热刺痛，咽部红肿，疱疹色鲜红，疱浆饱满，口中异味，烦躁哭闹，小便短赤，大便秘结，或伴发热，舌红、苔薄黄，脉浮数，指纹浮紫。

治法：疏风清热解毒。

方药：银翘散加减。

金银花 12 克，连翘 12 克，桔梗 9 克，薄荷 3 克，荆芥 6 克，蒲公英 12 克，竹叶 9 克，炙桑白皮 9 克，甘草 5 克，芦根 15 克，桑叶 12 克，菊花 9 克，木通 3 克，黄芩 9 克。

食疗：四豆饮。

取大米 100 克，黄豆 15 克，黑豆、绿豆、白豆各 10 克。将上述食材洗净，加适宜清水大火煮开，然后改小火煮 30~40 分钟，至豆子煮烂成浓汤，去渣饮汤即可。

小儿推拿：具体操作如下。

（1）清大肠经，2~3分钟。

（2）清天河水，2~3分钟。

（3）退六腑，3分钟。

以上手法，每日1次。

2. 心脾积热

临床表现：壮热，烦躁，哭闹不安，咽部疱疹量多，红晕面大，疱浆饱满，甚则破溃，咽痛，口臭，便秘溲赤，手足心热，舌红绛，脉洪数，指纹紫滞。

治法：清热解毒利咽。

方药：普济消毒饮加减。

金银花15克，连翘10克，板蓝根15克，荆芥9克，薄荷5克，桔梗12克，牛蒡子10克，僵蚕10克，马勃12克，玄参15克，甘草6克。

食疗：萝卜饮。

取白萝卜1个（甜脆者，约500克），切碎绞汁，加白糖适量调味，含漱后徐徐咽下。

小儿推拿：具体操作如下。

（1）清心经，2~3分钟。

（2）清脾经，2~3分钟。

（3）推三关，3分钟。

以上手法，每日1次。

3. 阴虚火旺

临床表现：口舌溃疡或糜烂，稀散、色淡，不甚疼痛，反复发作或迁延难愈，神疲，颧红，口干不渴，舌红、苔少或花剥，脉细数。

治法：滋阴降火。

方药：知柏地黄汤加减。

知母 12 克，黄柏 9 克，熟地黄 10 克，山茱萸 15 克，山药 15 克，泽泻 10 克，牡丹皮 10 克，茯苓 15 克。

食疗：天门冬粥。

取天冬 10 克，粳米 100 克。天冬加适量水浓煎，去渣取汁，加入粳米煮成粥。

小儿推拿：具体操作如下。

（1）揉板门，2~3 分钟。

（2）退六腑，3 分钟。

（3）按揉涌泉穴，2 分钟。

以上手法，每日 1 次。

突如其来的上吐下泻
——儿童急性病毒性胃肠炎

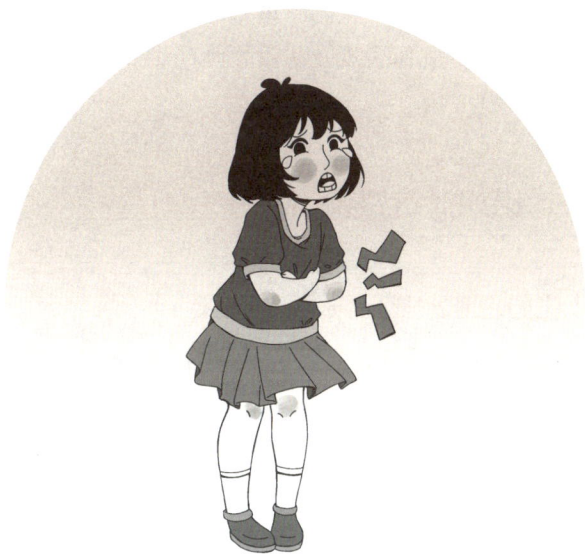

♥

急性病毒性胃肠炎是儿童常见疾病，是指胃部和肠道感染病毒后出现恶心、呕吐、腹泻和腹痛等胃肠道症状，有时伴有发热表现的疾病。该病常于秋冬季节暴发，成人和儿童均可发病，但由于儿童的免疫力较低，所以更容易感染该病，5岁以下的儿童是本病发病的"重灾区"。

临床上，很多病毒都可以导致急性胃肠炎，但能造成病毒性腹泻暴发的病原体主要有诺如病毒、轮状病毒和星状病毒等。本病起病急、症状重，患儿上吐下泻后易出现电解质紊乱的表现，甚至出现脱水症状，如眼窝下陷，幼小的婴儿往往还会有囟门下陷。部分患儿在出现消化道症状前，常有上呼吸道感染症状。急性病毒性胃肠炎虽然来势汹汹，孩子上吐下泻，食欲不振，迅速消瘦，令家长十分心疼和焦虑，但该病可自行痊愈，预后良好，多数孩子可在发病后 1 周内基本恢复正常。

接下来，我们将重点介绍引起儿童急性病毒性胃肠炎最常见的病毒——诺如病毒。其他常见的肠道病毒，如轮状病毒等，它们的传播途径、感染后的临床表现及防治原则与诺如病毒基本一致，因此不再详细说明。

一、诺如病毒感染

（一）诺如病毒是什么

诺如病毒（norovirus，NV），又称诺沃克病毒（Norwalk virus，NV），属于杯状病毒科诺如病毒属。诺如病毒变异快，对环境的抵抗力强，每隔数年就会出现新变异株。其感染剂量低，感染后潜伏期短，排毒时间长，免疫保护时间短，且传播途径多，人一生中可多次感染。

1. 诺如病毒是如何传播的

诺如病毒的潜伏期较短，通常为 12 ~ 48 小时发病，以轻症为主，常见症状是腹泻和呕吐，其次为恶心、腹痛、头痛、发热、畏寒和肌肉酸痛等。其病程通常较短，症状持续时间多为 2 ~ 3 天。尽管诺如病毒感染主要表现为自限性，但少数病例仍会发展成重症，甚至导致死亡。

诺如病毒的传播途径主要为粪—口传播，传染方式多样，如食用或饮用被诺如病毒污染的食物和水；触摸被诺如病毒污染的物体或表面，然后将手指放入口中；与诺如病毒感染者接触，如照顾患者，与患者分享食物或共用餐具；吸入诺如病毒感染者呕吐形成的气溶胶等。这正是诺如病毒引起的急性胃肠炎容易在幼儿园、学校集中暴发的原因。

在学校或幼儿园里发现聚集性病例，且儿童近期出现过吐泻症状，可怀疑是由诺如病毒感染引起的。通过检查患儿的粪便、呕吐物等可进一步诊断；若检测出诺如病毒，则可确诊。

2. 诺如病毒感染的严重并发症——脱水

急性胃肠炎引起的腹泻及呕吐极易导致婴儿和儿童脱水，而脱水不仅是急性病毒性胃肠炎最常见的并发症，也是世界范围内引起婴儿和儿童发病及死亡的主要原因。根据体液丢失情况及具体表现，脱水可分为轻度脱水、中度脱水和重度脱水（表2-1）。

表2-1　不同程度脱水的体液丢失情况及体征

严重程度	体液丢失 mL/kg（占体重的百分比）		体征
	婴儿	青少年	
轻度	50（5%）	30（3%）	可能有轻度的口腔黏膜干燥、口渴感和尿量轻度减少等
中度	100（10%）	50～60（5%～6%）	口腔黏膜干燥，心动过速，少尿或无尿，嗜睡，眼窝和囟门凹陷，皮肤弹性差等
重度	150（15%）	70～90（7%～9%）	除中度脱水的表现外，还有脉搏细弱、无泪、苍白、呼吸急促、毛细血管充盈延迟、低血压、皮肤花纹等表现，甚至出现昏迷

（1）轻度脱水

一般孩子体液丢失在体重的3%～5%时即可出现轻度脱水。

表现：在轻度脱水的情况下，由于身体内的水分减少，孩子会稍微感到口渴，但有尿排出；一般情况良好；眼窝稍下陷，婴儿则可以表现为前囟门略凹陷；家长可以轻轻捏起孩子腹部或大腿内侧的皮肤，若其回缩尚快，说明皮肤弹性尚可。

轻度脱水的判断标准：有尿排出，一般情况可，哭时有泪。

应对措施：此时家长可以在家里自行观察，同时给孩子补充适当浓度的盐水。

（2）中度脱水

当孩子体液丢失在体重的 5%~10% 时可出现中度脱水。

表现：孩子会出现烦躁，易激惹的情况；口渴，想喝水，婴儿会四处找奶头，如果得到奶瓶，会拼命吸吮；啼哭时泪少，尿量及次数减少；眼窝下陷，口舌干燥；家长可以轻轻捏起孩子腹部或大腿内侧的皮肤，若其回缩慢，说明皮肤弹性下降。

中度脱水的判断标准：烦躁，易激惹，哭时泪少，眼窝下陷。

应对措施：需要视孩子情况而定。家长可以尝试给孩子饮水，如果孩子能够饮水，且不吐，那么可以在家里给其补液；如果孩子喝不了水，且频繁呕吐，或者在家里观察了两三天，腹泻、呕吐没有任何改善，甚至加重，或出现新的症状（如发热、便血等），就要及时去医院就诊。

（3）重度脱水

孩子体液丢失在体重的 7% 以上时就可能出现重度脱水。此时，家长一定要尽快将孩子送医！

表现：孩子表现为精神极度萎靡、昏睡、甚至昏迷；口渴非常严重，啼哭时无泪流出，尿量及次数明显减少；眼窝明显下陷，口舌非常干燥；家长轻轻捏起孩子腹部或大腿内侧的皮肤，若回缩很慢，则说明孩子皮肤弹性明显下降。

重度脱水判断标准：精神萎靡，甚至昏睡，皮肤非常干燥，甚至出现了花纹，哭时无泪，无尿排出。

应对措施：出现上述情况时，孩子基本上没有喝水的欲望，我们称此时期为休克早期，病情较危重，家长一定要及时送孩子到医院抢救！

二、诺如病毒感染的预防和治疗

目前尚无针对诺如病毒感染的特效药，人体自身的免疫系统是可以战胜这个病毒的。对于那些对诺如病毒反应比较强烈的患儿，适当的对症治疗就可以有效缓解他们的不适症状。因此，建议在孩子的身体能够自行抵抗病毒的情况下，不要对其进行过多的干预，这有助于孩子免疫系统的完善。

（一）现代医学如何防治诺如病毒感染

1. 急性感染期的治疗

对于由诺如病毒引起的急性胃肠炎，预防因严重吐泻引起的脱水最为关键，同时还需要预防营养不良以及缩短腹泻病程，减轻腹泻严重程度，防止复发。目前，临床治疗急性腹泻的常用药物有"一石三花"，其中口服补液盐是"基石"，蒙脱石散、益生菌和补锌是"三花"。蒙脱石散是一种高效的黏膜保护剂，可以增强肠黏膜屏障的防御功能，改善急性腹泻。同时，蒙脱石散不入血，不影响正常肠道蠕动，不经肝肾代谢，治疗腹泻安全性良好，适合当作家庭常备药。如患儿出现电解质紊乱，可以通过补液来纠正电解质紊乱和缓解脱水症状。

此外，不能使用止吐药治疗诺如病毒感染引起的急性呕吐，因为许多止吐药都会引起不良反应，而呕吐是身体为了防止受到更大的伤害而产生的一种保护性反射。如果孩子出现剧烈呕吐的情况，建议禁食禁水 4～6 小时。此时，孩子也难以服用中药，可以采用中医外治法缓解症状。

2. 急性感染期的家庭护理误区

以下是感染诺如病毒后常见的家庭护理误区，家长应给予重视，切勿"踩坑"。

误区一：滥用抗生素。

由诺如病毒感染引起的急性胃肠炎属于病毒性感染，而抗生素是用于抑制细菌的药物，并不能抗病毒。因此，在这种情况下使用抗生素不但不能缓解孩子的腹泻、呕吐等症状，反而会造成肠道菌群失调，加重腹泻。

误区二：越吐越喂。

当家长们看到孩子频繁剧烈地呕吐时往往会感到十分焦急，担心孩子无法获得足够的营养和水分，便会让孩子在呕吐后多补充水分，甚至让孩子进食。然而，剧烈呕吐后立即饮水，会进一步引起呕吐，甚至会造成电解质紊乱。此时，家长应让孩子暂时禁食禁水，待呕吐缓解后，再逐步进行口服补液。

误区三：拒绝补液。

盲目输液对健康确有危害，但是家长们也不能在这件事情上矫枉过正，拒绝给孩子输液。一旦孩子出现重度脱水情况，全身各器官的细胞都会受到脱水的影响。这时如果无法通过口服的方式补充水分，就必须采取静脉补液措施。在静脉补液后，若患者不再频繁呕吐，就可以开始少量多次地恢复进食了。

3. 如何预防诺如病毒感染

（1）注意卫生

教育孩子养成饭前便后正确洗手的习惯，用肥皂和流动水至少洗20秒，即使是含酒精的消毒纸巾和免洗手消毒剂也不能代替洗手。喝开水，吃熟食；生吃瓜果要洗净，不食用生的或半生食物，尤其不要生食贝类等水产品。同时，教育孩子不要将手指放入口中。

（2）注意防护

当班级内有同学出现呕吐时，其他学生应在老师的引导下离开现场，以降低感染诺如病毒的风险。如果孩子已被感染，应配合学校和医疗卫生部门，将便样送到指定地点进行病原学检测，同时让孩子在家休息至症状完全消失后72小时再复课。居家休息期间，孩子应使用单独的餐具，最好不与家人共同进餐；最好能使用单独的厕所，并注意清洁、通风；避免与家里其他人，特别是兄弟姐妹的密切接触。患儿的粪便和呕吐物应使用含氯制剂进行消毒，餐具可通过沸水煮 30 分钟的方式进行消毒。家长在处理污染物时应做好个人防护。

（3）增强体质

有健康的体魄才能抵御病毒的侵袭，因此，平时要保证孩子的日常饮食中包含充足的优质蛋白和丰富的维生素，如牛奶、鸡蛋、豆制品、肉类以及新鲜的水果和蔬菜。避免给孩子过多食用煎炸、油腻、生冷寒凉以及过于粗硬难以消化的食物；在南方地区，不建议给孩子饮用凉茶；同时，应避免暴饮暴食及饮食偏嗜。

引导孩子积极参加体育锻炼，遇天气变化时及时增减衣物，以增强体质，避免因抵抗力下降而引起病毒感染。

（二）中医如何辨证治疗诺如病毒感染

中医学认为，本病属于"疫病""湿热疫"等范畴。小儿脏腑娇嫩，脾常不足，乳食不知自节，肌肤薄弱，冷暖不自知，极易感受疫气而发病。《金匮要略》云："四季脾旺不受邪。"调养好孩子的脾胃是治病求本之法。虽然患儿在急性期可能难以服用中药，但是在疾病的后期能够进食后，可以通过中药内服、外治和食疗等方法顾护脾胃，提高机体免疫力。

1. 肠道湿热

临床表现：病起急骤，恶心频发，呕吐吞酸，腹痛阵作，泻下急迫，大便不爽，粪色黄褐而臭，口渴欲饮，心烦，尿短赤而少，舌苔黄腻，脉濡数或滑数。

治法：清热利湿，涩肠止泻。

方药：葛根芩连汤加减。

葛根 10 克，甘草 6 克，黄芩 10 克，黄连 10 克。

食疗：芦根竹茹汤。

取鲜芦根 10 克，竹茹 6 克，刀豆子、葛根各 15 克。将上药水煎 2 次，取汁混匀即可。

小儿推拿:具体操作如下。

(1)清大肠经,3分钟。

(2)清胃经,3分钟。

(3)清小肠经,3分钟。

(4)清天河水,3分钟。

以上手法,每日1~2次。

2. 寒湿中阻

临床表现:恶心,呕吐清水,腹泻如水,腹痛肠鸣,伴有畏寒发热,颈项或全身关节酸痛,舌苔薄白或白腻,脉濡。

治法:温中散寒,降逆止呕。

方药:藿香正气散加减。

藿香12克,白芷6克,大腹皮10克,紫苏叶10克,苍术10克,半夏8克,白术12克,茯苓12克,陈皮6克,姜厚朴8克,甘草6克。

食疗:陈皮汤。

取紫苏叶5克,陈皮5克,生姜汁半匙。将前两味水煎2次,取汁混匀,兑入生姜汁即可。

小儿推拿:具体操作如下。

(1)揉外劳宫,2分钟。

(2)补脾经,2分钟。

(3)推三关,3分钟。

(4)按揉足三里,3分钟。

以上手法,每日1~2次。

3. 脾胃气虚

临床表现:先天禀赋不足,素体脾虚,饮食稍有不慎即吐泻,大便溏薄,呕吐清水,且时作时休,面色无华,乏力倦怠,舌淡,脉弱。

治法:健脾益胃,补气固摄。

方药:香砂六君子汤或参苓白术散加减。

木香6克(后下),砂仁6克(后下),陈皮6克,半夏8克,人参 10 克，白术 12 克，茯苓 12 克，甘草 6 克。

食疗：益气健脾粥。

取太子参 10 克，莲子 10 克，炒白扁豆 10 克，陈皮 5 克，焦山楂 5 克，炒麦芽 15 克，瘦肉 50 克，粳米 50 克。将上述药材煎煮 2 次，过滤出药汁，与瘦肉、粳米一起煮成粥。

小儿推拿：具体操作如下。

（1）补脾经，3 分钟。

（2）揉板门，2 分钟。

（3）运内八卦，3 分钟。

（4）摩腹，3 分钟。

以上手法，每日 1～2 次。

4. 脾肾阳虚

临床表现：吐泻频频不止，腹痛，面色苍白，汗出肢冷，大便溏薄，小便清长，乏力倦怠，舌淡、苔白，脉细弱。

治法：温中散寒，理气止痛。

方药：附子理中汤合四神丸加减。

熟附子 9 克，党参 15 克，白术 12 克，茯苓 12 克，补骨脂 10 克，肉豆蔻 6 克，五味子 5 克，吴茱萸 3 克，厚朴 10 克，山药 30 克，干姜 6 克，砂仁 6 克（后下），黄柏炭 9 克，陈皮 10 克，甘草 6 克。

食疗：健脾益肾粥。

取山药 10 克，芡实 10 克，韭菜子（盐制）10 克，粳米 50 克。将山药、芡实打成粉末，与韭菜子、粳米一起煮成粥，可加入适量白砂糖调味。

小儿推拿：具体操作如下。

（1）捏脊，10 次。

（2）推脊，50 次。

（3）推上七节骨，50 次。

（4）补大肠经，50 次。

以上手法，每日 1～2 次。

育儿经

之

呼吸系统疾病防治篇

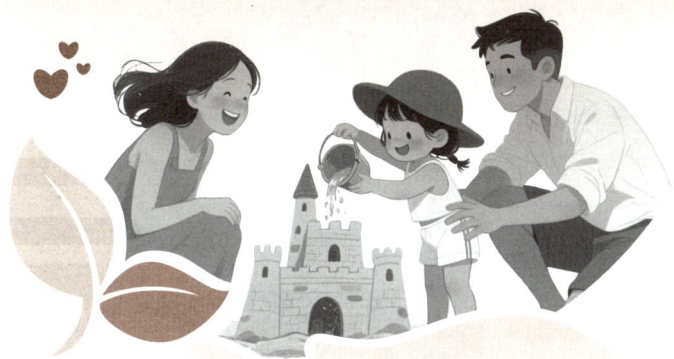

免疫力缺口导致的疾病
——儿童反复呼吸道感染

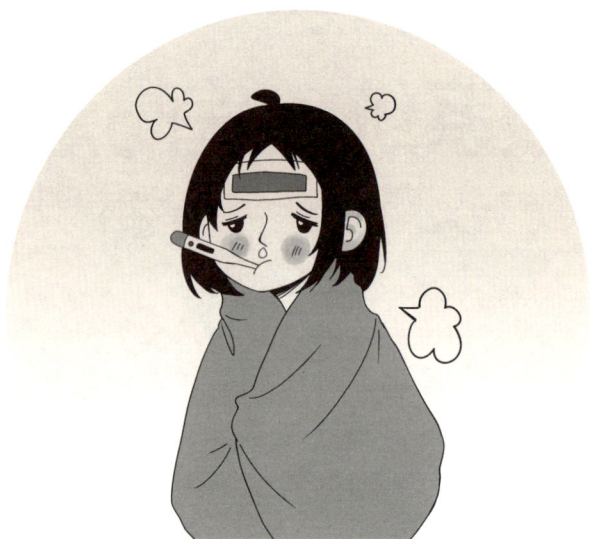

♥

一、恼人的反复呼吸道感染

　　所谓儿童反复呼吸道感染，就是指以上呼吸道感染、扁桃体炎、支气管炎及肺炎在一定时间内反复发生、经久不愈为主要特征的疾病，多见于1~6岁的儿童，以1~3岁的幼儿最为常见。临床主要表现为反复发热、咳嗽气喘、鼻塞、流涕、咽痛等。有些患儿每隔一两个月就会发病1次，而有的患儿甚至在1个月内发病数次，这给患儿及其父母造成了极大的困扰。

呼吸道感染是儿童在幼儿时期比较常见的疾病，特别是在换季的时期，其发作的频率会显著增加。儿童反复呼吸道感染的主要原因是儿童的呼吸系统尚未发育成熟，适应外部环境的能力较弱，免疫力和身体抵抗力低下，若身体屏障功能受损，致病性微生物便能"长驱直入"，呼吸道作为"人体的第一道防线"就会首当其冲而"中招"。

（一）如何确诊反复呼吸道感染

儿童反复呼吸道感染的诊断，一般根据各年龄段儿童每年发生呼吸道感染的次数来进行判断。如果孩子每年发生呼吸道感染（包括上呼吸道感染和下呼吸道感染）的次数超出了其所属年龄段每年发作次数的规定范围，就属于反复呼吸道感染。需要注意的是，要确诊此病，还需要具备以下条件：两次呼吸道感染发病的时间间隔至少为1周。若两次呼吸道感染发病的时间间隔在1周以内，则有可能是同一次感染。儿童反复呼吸道感染的诊断标准如下。

（1）1~2岁，每年反复发生上呼吸道感染7次，或反复发生下呼吸道感染3次。

（2）3~5岁，每年反复发生上呼吸道感染6次，或反复发生下呼吸道感染2次。

（3）6~14岁，每年反复发生上呼吸道感染5次，或反复发生下呼吸道感染2次。

一般情况下，如果发生上呼吸道感染的次数未达到诊断标准但有下呼吸道感染发生，则应加上下呼吸道感染的次数。譬如，1岁儿童1年内感冒6次，肺炎1次，就可以诊断为反复呼吸道感染。

（二）引起儿童反复呼吸道感染的因素有哪些

1. 免疫力低下

中医学认为："邪之所凑，其气必虚。"意思是感染致病性微生物的人，其抗病能力是不足的。孩子的免疫力低下是引起呼吸道感染反复发作的主要因素。因其身体的屏障功能及免疫系统还没有发育成熟，鼻黏膜比较娇嫩，故容易受到病菌的感染，引起咳嗽、发热等症状。

2. 环境因素

季节更替时气温波动显著；孩子所处环境空气质量较差、污染物浓度较高；处于人多拥挤且通风不良的室内场所，存在交叉感染的风险……以上原因都可能导致孩子反复发生呼吸道感染。

3. 自身生理特点

婴幼儿的免疫系统尚未完全发育成熟，加之其鼻腔结构特殊——鼻道狭窄短小、黏膜娇嫩且血管丰富，但腺体分泌不足，导致病原体清除能力较弱，因此更容易发生呼吸道感染。

4. 喂养不当

喂养不当，如饮食偏嗜导致营养不良，未能为孩子及时增减衣物致其着凉等，都会使儿童发生呼吸道感染的概率增加。

（三）儿童反复呼吸道感染的危害有哪些

1. 容易发展为慢性感染

如果反复呼吸道感染得不到及时、合理的治疗，往往会发展为慢性感染，如慢性咽炎、慢性鼻炎、慢性鼻窦炎及慢性气管炎等。

这些慢性病灶在一定条件下，如着凉、疲劳或进食过多等，又会诱发呼吸道感染急性发作，而且容易迁延不愈。以慢性扁桃体炎为例，扁桃体隐窝内的细菌可持续向血液中释放毒素及抗原，导致疾病迁延不愈。此外，这些病灶还可能触发异常的免疫反应，引发肾炎、心肌炎或风湿热等难以治愈的慢性疾病。

2. 生长发育落后

反复发生呼吸道感染的孩子因食欲不振和慢性消耗，常伴有营养不良或佝偻病，再加上反复感染，长期服用抗生素等药物，又缺乏运动，必然会导致体质明显下降。长此以往，其生长发育会落后于同龄儿童。

3. 心理受影响

由于频繁生病，孩子难以融入正常的生活和学习环境，而且过度的防护会使其性格变得谨小慎微、自卑敏感，社交能力也会受到影响。

（四）儿童反复呼吸道感染到几岁才能明显好转

反复呼吸道感染多发生于 1～6 岁的小儿，其中以 1～3 岁的幼儿患病率为高。在一年四季中，冬春季节由于气候变化剧烈，患病人数较多，而夏季则有自然缓解的趋势。

随着儿童的免疫系统和呼吸系统发育逐渐成熟，反复呼吸道感染患儿到 6 岁以后就会明显好转，学龄期后呼吸道感染发生的次数则与正常成年人差别不大。

二、儿童反复呼吸道感染的预防和治疗

（一）现代医学如何防治儿童反复呼吸道感染

1. 急性期的抗感染治疗

急性呼吸道感染多数为自限性的病毒感染，主要采取对症治疗，预防并发细菌和其他病原菌感染。如诊断为细菌或支原体等感染引起的呼吸道感染，则以抗感染治疗为主。细菌感染多使用青霉素类和头孢类抗生素，支原体感染常使用大环内酯类抗生素。如果是病毒感染引起的普通感冒，目前尚无特异性抗病毒药物；若为流感病毒感染，可口服磷酸奥司他韦。

2. 对症治疗

发生高热的小儿，可口服对乙酰氨基酚或布洛芬退热，亦可采用物理降温，如冷敷或温水浴等。发生热性惊厥者，可予镇静、止惊等处理。鼻塞者，可酌情给予减充血剂。咽痛者，可予咽喉含片。

3. 饮食宜清淡易消化

发生呼吸道感染时,孩子的咽喉和呼吸道会受到刺激,导致咳嗽、咽痛等症状。此时应避免食用油炸食物和辛辣刺激性食物,如辣椒、洋葱、大蒜等;宜摄入清淡易消化的食物,如米粥、面条、馒头等,有助于减轻肠胃负担。此外,还应摄入富含维生素C的蔬菜和水果,以及富含蛋白质的食物,如鸡肉、鱼肉、豆类、鸡蛋等,以促进身体恢复健康。

4. 养成良好的生活习惯

平时要保持良好的卫生习惯,室内经常开窗通风,尽量避免去人多拥挤的公共场所。定期接种疫苗,如流感疫苗、肺炎疫苗等。饮食方面,注意保持营养均衡,尤其是加强优质蛋白的摄入。在疾病缓解期,适当进行体育运动,如游泳、打球、骑车等。运动可以加速血液循环,促进新陈代谢,能够有效预防疾病的发生。作息要规律,保证孩子有充足的睡眠。

(二)中医如何辨证治疗儿童反复呼吸道感染

中医学认为,反复呼吸道感染的发病多因本虚正气不足,卫外失司,屡受外邪侵袭,表邪未解,内伏积深,日久则迁延不愈。其病因包括先天禀赋不足、喂养不当、顾护失宜、素禀体热等。

中医学将儿童反复呼吸道感染分为以下5种证型。

1. 肺脾气虚

临床表现:反复外感,面黄少华,动则多汗,少气懒言,形体消瘦,肌肉松弛,厌食,大便溏薄,口唇色淡,舌淡红,脉数无力,指纹淡红。

治法:健脾益气,补肺固表。

方药:玉屏风散加减。

黄芪25克,白术10克,防风10克。

食疗:红枣小米粥。

取大枣5枚,小米30克,山楂5克。将小米清洗后放入锅中,用小火炒至浅金黄色，然后加入水和大枣，用大火烧开后改小火煮成粥食用。

小儿推拿：具体操作如下。

（1）补肺经，2~3分钟。

（2）补脾经，2~3分钟。

（3）按揉足三里，2~3分钟。

以上手法，每日1次。

2. 营卫失调

临床表现：反复外感，恶风畏寒，平时多汗，汗出不温，肌肉松弛，面色少华，四肢不温，舌苔薄白，脉无力，指纹淡红。

治法：扶正固表，调和营卫。

方药：黄芪桂枝五物汤加减。

黄芪20克，白芍10克，桂枝10克，生姜15克，大枣6枚。

食疗：沙参麦冬扁豆粥。

取沙参5克，麦冬5克，白扁豆10克，粳米50克。先将沙参和麦冬加水煮20分钟，取汁，然后在汁中加入粳米和白扁豆，一同煮成粥食用。

小儿推拿：具体操作如下。

（1）按揉风池穴，2~3分钟。

（2）横擦大椎穴，令局部皮肤发热。

（3）推上三关，2~3分钟。

以上手法，每日1次。

3. 脾肾两虚

临床表现：反复外感，面白无华，肌肉松弛，多汗易汗，食少纳呆，大便溏烂，或食后即泻，五迟（立迟、行迟、齿迟、发迟、语迟），或鸡胸龟背，腰膝酸软，形寒肢冷，夜尿多，或伴五更泄泻，舌苔薄白，脉数无力。

治法：温补肾阳，健脾益气。

方药：金匮肾气丸合理中丸加减。

地黄 15 克，山茱萸 10 克，泽泻 10 克，茯苓 15 克，牡丹皮 10 克，桂枝 15 克，制附子 6 克，党参 15 克，白术 15 克，干姜 6 克，甘草 6 克。

食疗：莲子山药粥。

取莲子 10 克，山药 15 克，粳米 50 克。将莲子去皮及心，与山药、粳米和水一同煮成粥食用。

小儿推拿：具体操作如下。

（1）调五脏，左右手各 8 ~ 10 遍。

（2）按揉足三里穴，2 ~ 3 分钟。

（3）气沉丹田（以单手或双手手掌重叠于小腹上，随呼吸起伏，吸气上抬，呼气按压），20 遍。

以上手法，每日 1 次。

4. 肺胃阴虚

临床表现：反复外感，面色潮红，或颧红少华，皮肤不润，唇干口渴，自汗盗汗，手足心热，大便干结，舌红、苔少或花剥，脉细数，指纹淡红。

治法：养阴润肺，益气健脾。

方药：生脉散合沙参麦冬汤加减。

太子参 15 克，沙参 12 克，麦冬 12 克，五味子 9 克，百合 12 克，紫菀 10 克，款冬花 10 克，桑白皮 12 克。

食疗：沙参玉竹马蹄瘦肉汤。

取沙参 5 克，玉竹 10 克，马蹄（荸荠）6 个，瘦肉 150 克。将全部材料放进炖盅内，加入清水，盖上盖子，隔水炖 45 分钟，调味后饮用。

小儿推拿：具体操作如下。

（1）按揉内劳宫，2 ~ 3 分钟。

（2）清胃经，2 ~ 3 分钟。

（3）推天柱骨，2 ~ 3 分钟。

以上手法，每日 1 次。

5. 肺胃实热

临床表现：反复外感，咽微红，口臭，口舌易生疮，夜寐欠安，大便干，舌红、苔黄，脉滑数。

治法：清热泻火，通腑泻热。

方药：凉膈散加减。

连翘 9 克，黄芩 9 克，栀子 9 克，桔梗 10 克，黄连 10 克，薄荷 5 克（后下），淡竹叶 10 克，甘草 6 克。

若扁桃体肥大，加玄参、赤芍；若口舌生疮，加通草。

食疗：绿豆粥。

取绿豆 20 克，粳米 100 克。将绿豆加水浸泡 4 小时，除净杂质，放入锅内。粳米淘洗干净，也放入锅内。锅中加入适量水，大火煮沸，然后改小火炖煮，至绿豆、粳米熟透即可。

小儿推拿：具体操作如下。

（1）清天河水，2～3 分钟。

（2）推天柱骨，2～3 分钟。

（3）推下七节骨，2～3 分钟。

以上手法，每日 1 次。

让孩子变"丑"变"笨"的疾病
——儿童腺样体肥大

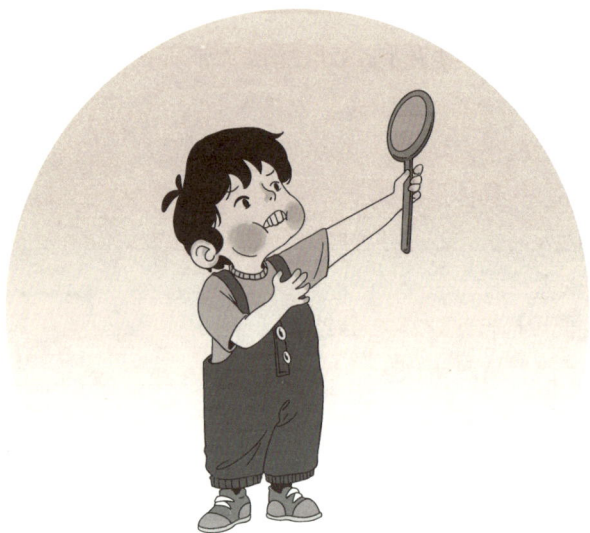

一、会影响孩子一生的腺样体肥大

你的家里有"呼噜娃"吗？孩子睡觉时像肥胖的成年人一样打鼾，甚至需要张口抬肩地呼吸。不要认为这是孩子睡得香的表现。

在正常情况下，孩子睡觉时应该是没有声音的。孩子在睡眠中打鼾表明其上气道可能存在阻塞的情况，这可能是由鼻炎、腺样体肥大或扁桃体肥大引起的，建议带孩子去医院进行详细检查。以上原因中，腺样体肥大的危害最大，最应该引起家长们的重视。

儿童腺样体肥大的发病率为 9.9% ~ 29.9%，也就是说每 10 个孩子就有 1 ~ 3 个是"呼噜娃"。请不要忽视孩子睡觉时打呼噜的现象，腺样体肥大会导致鼻塞，使孩子不能通过鼻子呼吸获取氧气而不得不张口呼吸。长此以往，必然会对孩子的身体健康造成危害。

（一）儿童腺样体肥大有哪些表现

腺样体是位于鼻咽顶与咽后壁交界处的淋巴组织，出生即存在，并随着年龄的增长而增生，6 岁左右发育到最大，以后逐渐退化，一般在 10 岁后开始萎缩。因此，儿童腺样体肥大多属生理性。这种生理性的增生不会影响到气道的通畅，但腺样体在炎症的反复刺激下会出现病理性增生。

儿童的鼻咽部空间相对狭小，当腺样体肥大时，便可能引起鼻塞而张口呼吸。特别是在夜间睡眠时，由于舌部及咽部的肌肉放松，舌根会轻微后坠，会使鼻部呼吸进一步受阻。这样一来，在吸气和呼气时，气流要突破"障碍"就会出现打鼾的现象。情况严重时，甚至需要张口呼吸。这种影响到全身健康，或影响邻近器官结构和功能的腺样体病理性增生则称为腺样体肥大。

（二）腺样体肥大对儿童身体健康有哪些危害

腺样体肥大对儿童的身体健康有很多危害，包括"颜值"下降、瘦小或矮胖、听力下降、智力受损、说话带鼻音等。

1. "颜值"下降

长期张口呼吸会使孩子的硬腭变得高拱，下颌骨下垂，鼻唇沟变浅，甚至消失，牙齿排列不整齐，鼻中隔偏曲，面部肌肉的活动性减弱等。以上改变会使孩子的"颜值"受到很大影响，出现目光呆滞、鼻子变短、嘴唇变厚、龅牙、缺乏表情等腺样体面容。

2. 瘦小或矮胖

生长激素只有在孩子熟睡的状态下才能大量分泌，以促进细胞代谢和生长发育。由于腺样体肥大的患儿在睡眠中经常憋气、睡眠中断，导致其深睡眠状态减少，生长激素分泌便难以达到正常水平。孩子的生长发育受到了严重影响，身材就会比同龄的孩子瘦小，或又矮又胖。患儿因长期呼吸不畅，还可导致漏斗胸，甚至肺源性心脏病。

3. 听力下降

腺样体肥大会阻塞鼻咽腔两侧的咽鼓管咽口，导致咽鼓管不通畅。咽鼓管不通畅会使中耳出现负压，导致分泌物引流不畅，进而引发分泌性中耳炎，出现耳闷、耳堵感，影响听力。如果发现孩子看电视时总是把声音调得很大，或轻声呼叫他时总是没有反应，说明孩子的听力可能已经下降了。

4. 智力受损

长期大脑缺氧和微觉醒状态，以及深睡眠状态减少，会导致脑部供氧不足，使孩子出现记忆力减退和白天无精打采等表现，还可能出现嗜睡和注意力不集中等现象，导致其学习成绩下降。

5. 说话带鼻音

腺样体肥大会引发鼻部炎症，如鼻炎、鼻窦炎等，使人出现鼻塞及流鼻涕等症状。孩子一年四季都是"鼻涕虫"，说话时就会经常带有鼻音，语音不清。

二、儿童腺样体肥大的预防和治疗

（一）现代医学如何防治儿童腺样体肥大

1. 预防措施

（1）维持健康的生活方式

腺样体是人体的一个免疫器官，若孩子反复发生上呼吸道感染，就会刺激腺样体增生，久而久之，则会引起腺样体肥大。所以，家长要让孩子维持一个健康的生活方式，如为其安排营养均衡的饮食，让其获得充足的睡眠，鼓励其进行规律的运动，以增强体质。

（2）避免滥用抗生素

腺样体肥大通常是由炎症反复发作引起的，应及时使用抗生素控制感染。但滥用抗生素会导致耐药菌株的产生和多种不良反应，反而会使炎症久治不愈，进而导致腺样体肥大。

（3）远离二手烟和刺激性食物

腺样体肥大的患儿要避免摄入过多的辛辣刺激性食物，同时要避免吸入二手烟和厨房油烟等刺激性气体。这些物质都有可能加剧腺样体肥大的症状。

2. 治疗方法

现代医学主要是通过手术切除腺样体的方法治疗腺样体肥大。

（1）观察和监测

对于轻度的腺样体肥大，医生通常建议进行定期观察和监测，以确保病情没有进一步恶化。

（2）药物治疗

医生通常会根据患儿的具体情况开具抗生素或抗过敏药物等，以减轻症状和控制炎症。

（3）手术治疗

对某些较为严重的腺样体肥大，手术摘除是必要的治疗方法。但并不是所有的腺样体肥大都需要进行手术治疗，以下3种情况可以视为腺样体手术的适应范围：①经常打鼾，睡眠憋气，呼吸不畅；②经常感冒，伴鼻炎、鼻窦炎且迁延不愈；③伴有分泌性中耳炎，腺样体压迫咽鼓管，或腺样体本身有炎症，中耳炎迁延不愈。

但手术治疗本身还有一定的争议。前文提到腺样体可随着孩子年龄的增长而逐渐退化并萎缩，因此，从理论和临床的角度来看，都存在腺样体肥大症状自行缓解的可能。此外，对于年龄较小的患儿，应慎重选择手术治疗，原因如下：一是手术需要全身麻醉，不建议对 2 岁以下的婴幼儿进行；二是腺样体属于淋巴组织，是人体呼吸道的"第一道防线"，过早切除会导致儿童免疫力低下。

（4）其他治疗方法

局部热敷、使用咽喉舒缓剂等，可以缓解由腺样体肥大引起的不适症状。

（二）中医如何辨证治疗儿童腺样体肥大

如果没有出现上述 3 种情况，可以先观察一段时间。在此期间，应增强儿童体质，预防呼吸道感染，避免炎症反复刺激腺样体。中医药在这方面具有一定的优势。

本病的病机是以肺、脾、肾亏虚为本，以痰浊、瘀血为标；治疗常以补肺健脾、祛湿化痰、通窍散结为法，予以中药内服，或配合天灸、节气灸等外治法。

1. 肺肾阴虚

临床表现：鼻塞，涕黄白，量不多，咽喉不适，咽干口燥，睡眠中时有鼾声，体弱多病，发育障碍，形体消瘦，头痛健忘，少寐多梦，夜卧不宁，腺样体肥大、色红或暗红，触之不硬，舌红、少苔，脉沉细弱或细数。

治法：养阴润肺。

方药：六味地黄丸合百合固金汤加减。

生地黄 12 克，熟地黄 12 克，牡丹皮 12 克，山药 15 克，山茱萸 12 克，茯苓 12 克，泽泻 6 克，百合 12 克，白芍 6 克，玄参 10 克，麦冬 6 克，川贝母 3 克，桔梗 3 克，甘草 3 克。

食疗：桑叶鸡蛋汤。

取鲜桑叶 10 克，鸡蛋 1 个，生姜少许。先将桑叶煮 5 ~ 10 分钟，然后将鸡蛋打散，倒入锅中并搅拌，煮熟后加入生姜即可。每日 1 剂。

小儿推拿：具体操作如下。

（1）揉迎香穴，2~3分钟。

（2）摩涌泉，2分钟。

（3）清天河水，2分钟。

以上手法，每日1~2次。

2. 肺脾气虚

临床表现：鼻塞，涕黏稠或清稀，睡眠时有鼾声，咳嗽，痰色略白，肢体倦怠，纳少腹胀，便溏，表情淡漠，面色㿠白，腺样体肥大、色淡，触之柔软，分泌物色白、量多，舌淡肿、有齿痕、苔白，脉缓弱。

治法：补益肺脾。

方药：补中益气汤合二陈汤加减。

黄芪6克，炒白术6克，党参6克，升麻6克，桔梗6克，柴胡6克，陈皮6克，半夏6克，石斛6克，辛夷花6克，茯苓6克，白芷3克，细辛3克，山海螺12克，炙甘草3克。

食疗：茯苓陈皮粥。

取茯苓15克，陈皮5克，小米50克。将茯苓和陈皮同研为细末，过40目筛，装瓶备用。每次服用时，取15克药末，倒入锅中，加水1000毫升，煎煮至700毫升，去渣留汁，下小米煮成粥即可。每日1剂，待温顿食之。

小儿推拿：具体操作如下。

（1）推"介"字，2~3分钟。

（2）按揉足三里穴，3分钟。

（3）捏脊，7~10次。

以上手法，每日1~2次。

3. 邪毒久留

临床表现：鼻塞日久，持续不减，睡眠中鼾声时作，耳内闷胀，听力下降，腺样体肥大、色暗红，上布血丝，触之较硬实，日久不愈，舌暗红或有瘀点，脉涩。

治法：软坚散结。

方药：会厌逐瘀汤加味。

桃仁6克，红花6克，桔梗6克，甘草6克，柴胡6克，枳壳6克，生地黄9克，玄参9克，当归9克，赤芍9克，麦冬12克，沙参12克，石斛12克。

食疗：乌豆活血粥。

取黑大豆15克，粳米100克，红糖适量。先将黑大豆放入锅中，加水煮至五成熟；然后加入粳米和适量清水，煮至烂熟，加红糖调味即可。每日1剂，分2次于早、晚服。

小儿推拿：具体操作如下。

（1）头面四大手法（开天门、推坎宫、运太阳、揉掐耳后高骨），各1~2分钟。

（2）清肺经，3分钟。

（3）鼓气法（捏住患儿鼻孔，让其尽力鼓气，以耳、眼感受到振动为佳），反复鼓10次。

以上手法，每日1~2次。

儿童久咳不愈莫大意
——警惕咳嗽变异性哮喘

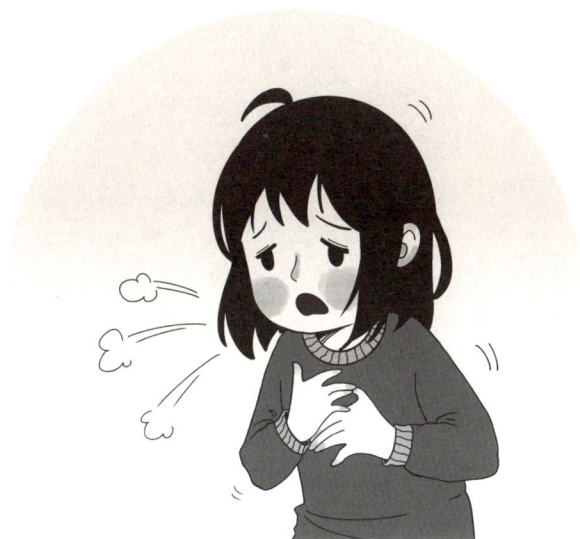

♥

一、没有喘息的慢性咳嗽——咳嗽变异性哮喘

咳嗽变异性哮喘（cough variant asthma，CVA）又称变异性咳嗽，是一种以咳嗽作为唯一或主要症状的哮喘，经常在夜间或早晨发作，但没有喘息、气急等典型的哮喘症状。

由于本病的症状具有隐蔽性，常被误诊为普通感冒或支气管炎。漏诊、误诊给患儿的生活质量带来了严重影响：孩子的咳嗽不但没有缓解，还白白服用了不少抗生素。

咳嗽变异性哮喘的主要发病机制是孩子接触过敏原后，引发气道高反应性。家长们可以理解为这类孩子的气管容易痉挛，导致咳嗽频繁发生。咳嗽变异性哮喘一旦明确诊断，就必须按照哮喘进行长期规范治疗。

（一）咳嗽变异性哮喘有哪些特点

本病常由冷空气、运动或特定环境因素诱发，以干咳为主，痰不多，无明显的喘息声，但伴有胸闷或气道高反应性。咳嗽持续时间通常大于4周，且在夜间或清晨发作或加重。部分患者疾病发作具有季节性，如春秋季咳嗽加重；对冷空气或特殊气味等过敏。肺功能测试，特别是支气管激发试验，能揭示气道的高反应性，是诊断本病的重要参考指标。本病通常应用多种抗生素治疗无效，拍X线片或CT检查无明显异常，血清IgE可升高，吸入糖皮质激素类药物治疗效果显著。

咳嗽变异性哮喘是导致儿童慢性咳嗽的常见原因，若长期治疗不当，可发展成哮喘，造成肺功能下降，严重影响孩子的身心健康和生长发育。因此，准确诊断与鉴别诊断，对于及时治疗和改善患儿的健康状况至关重要。

（二）如何鉴别咳嗽变异性哮喘与其他咳嗽

1. 咳嗽变异性哮喘

咳嗽持续或反复发作1个月以上；呈刺激性干咳，或有少量白色泡沫样痰；一般多在接触刺激性气味或过敏原后发作；多为阵发性，晨起或夜间加重；常有过敏性鼻炎等其他过敏性疾病病史，咳嗽的敏感性增高，过敏原皮试阳性（检测是否存在特定的过敏原是判断过敏性咳嗽的重要指标），血清IgE和（或）特异性IgE升高。

2. 呼吸道感染咳嗽

近期有明确的呼吸道感染史，胸部 X 线片检查显示肺纹理增多，血常规显示白细胞或者淋巴细胞计数增高。

3. 胃食管反流性咳嗽

阵发性咳嗽多发生在夜间，咳嗽可在进食后加剧，食管 24 小时 pH 监测呈阳性。

4. 感染引起肺炎咳嗽

支原体感染、百日咳以及病毒感染等引起肺炎而出现的咳嗽常伴有咯痰、气促、发热等症状，胸部 X 线片可见肺部炎性改变，血液或咽拭子的病原学检查可辅助鉴别。

（三）引起咳嗽变异性哮喘的原因有哪些

1. 遗传因素

遗传因素是儿童咳嗽变异性哮喘发病的重要原因之一。如果父母双方或一方患有咳嗽变异性哮喘，子女患病的概率会显著增加。这表明遗传因素在本病的发病中起着重要作用。遗传了哮喘相关基因的个体，其气道反应性和免疫调节能力可能出现异常，进而增加了哮喘的发病风险。

2. 环境因素

环境因素是诱发儿童咳嗽变异性哮喘的重要原因之一。环境中的诱发因素，如花粉、尘螨、宠物毛发、刺激性气味、粉尘等，都可能引起气道炎症，进而刺激咳嗽发作。此外，长期处于污染环境中，吸入过多的有害物质，也会增加哮喘的发病风险。家长应尽量避免让儿童接触这些诱发因素，并保持室内空气流通，减少污染物的积聚。

3. 免疫功能异常

免疫功能异常也是导致儿童咳嗽变异性哮喘的原因之一。由于儿童年龄较小，免疫系统发育尚不完善，容易受到细菌、病毒等病原体的侵袭，导致上呼吸道感染。这些感染会破坏支气管黏膜，使感受器暴露，从而引起咳嗽反射。此外，免疫系统功能紊乱还可能引起气道内持续的炎症反应，进一步诱发哮喘。

4. 感染因素

病毒感染和细菌感染是儿童咳嗽变异性哮喘发病的常见诱因。这些病原体感染会破坏支气管黏膜，使感受器暴露，支气管平滑肌的反射性增强，导致局部支气管收缩，末梢咳嗽感受器受到刺激，进而引起咳嗽反射。对于因感染引起的哮喘，家长应及时带儿童就医，进行积极治疗。

儿童咳嗽变异性哮喘的发病原因复杂多样，为了预防和控制该病的发生或发作，应尽量保持室内空气流通，加强体育锻炼，提高身体免疫力，并在医生的指导下进行具有针对性的治疗。同时，家长也应密切关注儿童的健康状况，一旦出现咳嗽等症状，应及时就医，以免延误病情。

二、咳嗽变异性哮喘的预防和治疗

（一）现代医学如何防治咳嗽变异性哮喘

1. 预防咳嗽变异性哮喘从细节做起

对于有家族过敏史的孩子，若有过敏史，家长应密切关注孩子对什么物品过敏，并尽可能避免接触过敏原。

（1）营造干净的家居环境

孩子日常生活的环境对该病的预防有着重要影响，家长应为孩子营造无烟环境，杜绝二手烟、三手烟的侵害。此外，还需要定期打扫房间，减少空气中的灰尘；经常开窗通风，保持空气流通；空调滤网要定期清洗及更换。同时，定期换洗被套，防止床上用品滋生螨虫；家中不养宠物，不摆放鲜花，尽量不铺地毯；不要让孩子抱着毛绒玩具入睡，以防吸入掉落的绒毛。

（2）尽早查清过敏原

应尽早查明诱发原因，有针对性地避开过敏原。避免摄入容易引起咳嗽的食物，如海鲜、杧果等。

（3）避免到空气质量较差的地方

在空气污染严重时或花粉季节，尽量避免让孩子外出，如果必须外出，则需戴口罩。

（4）避免感受风寒

换季或气温骤变时，家长应给孩子适当增减衣物，防止感冒。天气寒冷时，尽量避免户外运动。

（5）保持情绪稳定

保持心情舒畅，避免情绪过于激动。

（6）饮食清淡

避免摄入辛辣、高盐、高糖的食物，以及酒类或含酒精的饮品，以防刺激呼吸道。同时，少给孩子喝冷饮和吃生冷寒凉的食物。

（7）营养均衡

饮食要有规律，荤素要搭配。家长要为孩子提供营养充足且均衡的饮食。

（8）加强体育锻炼

循序渐进地增加有氧运动，如慢跑、跳绳等，以增强孩子的抵抗力。

2. 咳嗽变异性哮喘的治疗

现代医学治疗咳嗽变异性哮喘主要使用吸入性糖皮质激素、支气管扩张剂和抗组胺药。

（1）吸入性糖皮质激素

对于病情较为严重的患儿，可以考虑使用吸入型糖皮质激素进行治疗。糖皮质激素具有强大的抗炎作用，能够减轻气道炎症，降低本病发展至哮喘的概率。常用的吸入性糖皮质激素有布地奈德和丙酸氟替卡松等。

（2）支气管扩张剂

如果咳嗽持续或反复发作超过 1 个月，在夜间或清晨加重，表现为干咳、痰少、运动时加重等，则可以使用支气管扩张剂进行治疗。常见的支气管扩张剂包括盐酸丙卡特罗片、孟鲁司特钠咀嚼片等，也可以选择使用支气管扩张剂雾化治疗。这类药物能够舒张支气管，缓解气道高反应性，从而改善咳嗽变异性哮喘的症状。

（3）抗组胺药

抗组胺药可缓解气道高反应性。常用的抗组胺药包括白三烯类受体拮抗剂，如孟鲁司特钠，以及抗过敏药，如氯雷他定、西替利嗪、酮替芬等。

（二）中医如何辨证治疗咳嗽变异性哮喘

中医学认为，小儿体质属稚阴稚阳，形气未充，脏腑娇嫩。肺为华盖，主气，司呼吸，开窍于鼻，外合皮毛，与外界环境直接接触，最易受外邪侵袭。脾为后天之本，主运化水谷精微，为气血生化之源。脾气健运，则机体各脏腑得以滋养。肾为先天之本，主纳气。肾气充足，则呼吸深长有力。因此，咳嗽变异性哮喘的发病与肺、脾、肾的功能失调密切相关。本病病位在肺；病机主要是正虚邪实，肺失宣降；主要病理因素是风邪和痰浊；主要病机特征为脏腑虚损。所以，中医治疗本病以扶正祛邪为治则进行辨证论治，辅以外治法祛风化痰，助阳气升发。

1. 风寒咳嗽

临床表现：久咳，早晚咳嗽明显，遇冷空气或活动后加重，以干咳为主，痰少，鼻塞流涕，喷嚏，清嗓，舌淡红、苔薄白，脉浮紧，指纹紫而表浅。

治法：疏风散寒，宣肺止咳。

方药：金沸草散或三拗汤加减。

金沸草5克，前胡5克，荆芥5克，细辛1克，生姜5克，半夏5克，麻黄3克，苦杏仁5克，桔梗5克，甘草5克。

食疗：如姜糖水和葱白粥等。

（1）姜糖水

取生姜3片，红糖适量，加水煮沸后趁热饮用。

（2）葱白粥

大米50克，连根葱白3段，生姜2片。先将大米煮成粥，待粥快熟时加入葱白、生姜，再煮沸即可。

小儿推拿：具体操作如下。

（1）推三关，2～3分钟。

（2）揉按天突穴，2～3分钟。

（3）分推肩胛骨，2～3分钟。

（4）揉按风门穴、肺俞穴，各50次。

以上手法，每日1～2次。

2. 风热咳嗽

临床表现：咳嗽频繁且剧烈，气粗或咳声嘶哑，喉燥咽痛，咯痰不爽，痰黏稠、色黄，常伴流黄涕、口渴、头痛、身热、舌红、苔薄黄，脉浮数，指纹紫而表浅。

治法：疏风清热，止咳化痰。

方药：桑菊饮加减。

桑叶5克，菊花5克，薄荷3克（后下），连翘5克，大青叶5克，苦杏仁5克，桔梗8克，芦根8克，甘草3克。

食疗：川贝雪梨炖。

取雪梨1个，川贝母粉3克，冰糖适量。雪梨去核，加入川贝母粉和冰糖，隔水炖熟，分多次食用。

小儿推拿：具体操作如下。

（1）清天河水，2～3分钟。

（2）清肺经，2～3分钟。

（3）推三关，2～3分钟。

（4）分推肩胛骨，2～3分钟。

以上手法，每日1～2次。

3. 痰热咳嗽

临床表现：咳嗽痰多，色黄黏稠，难以咯出，甚则喉间痰鸣，伴有发热口渴、面赤唇红、烦躁不安，舌红、苔黄，脉数，指纹紫滞。

治法：清热化痰，肃肺止咳。

方药：清金化痰汤加减。

桑白皮 8 克，前胡 5 克，款冬花 8 克，黄芩 5 克，栀子 5 克，鱼腥草 10 克，桔梗 10 克，浙贝母 10 克，橘红 5 克，甘草 3 克。

食疗：如枇杷叶粥和冬瓜薏米汤等。

（1）枇杷叶粥

取新鲜枇杷叶 10 克（洗净，去毛），大米 100 克，冰糖适量。先将枇杷叶加水煎煮，去渣取汁，然后加入大米煮成粥，加入冰糖调味，分多次食用。

（2）冬瓜薏米汤

冬瓜 500 克（连皮切块），薏苡仁 50 克，生姜片适量。以上食材加水共煮成汤，调味后饮用。

小儿推拿：具体操作如下。

（1）清天河水，2~3 分钟。

（2）清肺经，2~3 分钟。

（3）清大肠经，2~3 分钟。

（4）揉按曲池穴、肺俞穴，各 50 次。

以上手法，每日 1~2 次。

4. 痰湿咳嗽

临床表现：咳声重浊，痰多壅盛，色白而稀，喉间痰声辘辘，胸闷纳呆，神疲乏力，舌淡红、苔白腻，脉滑，指纹淡紫滞。

治法：燥湿化痰止咳。

方药：三拗汤合二陈汤加减。

炙麻黄 3 克，苦杏仁 5 克，白前 5 克，陈皮 5 克，半夏 5 克，茯苓 10 克，甘草 3 克。

食疗：陈皮生姜粥。

取陈皮 5~10 克（洗净，切丝），大米 100 克，生姜 2 片。以上食材加水煎煮成粥，分次食用。

小儿推拿：具体操作如下。

（1）运内八卦，2~3分钟。

（2）揉按丰隆穴、肺俞穴，各50次。

（3）工字擦背，5分钟。

（4）推膻中穴，2~3分钟。

以上手法，每日1~2次。

5. 阴虚咳嗽

临床表现：干咳无痰，或痰少而黏，不易咯出，咳声短促，或痰中带血丝，伴有午后潮热、手足心热、口燥咽干，舌红、苔少或无苔，脉细数，指纹紫。

治法：滋阴润肺，化痰止咳。

方药：沙参麦冬汤加减。

沙参5克，麦冬5克，生地黄10克，玉竹5克，天花粉5克，甘草3克，桑白皮8克，款冬花8克，枇杷叶8克。

食疗：如百合银耳羹和麦冬粥等。

（1）百合银耳羹

取百合30克，银耳10克（泡发），冰糖适量，共煮成羹，调味后食用。

（2）麦冬粥

取麦冬10克，大米100克，冰糖适量。先将麦冬煎水取汁，与大米同煮成粥，加入冰糖调味即可。

小儿推拿：具体操作如下。

（1）补肾经，2~3分钟。

（2）补肺经，2~3分钟。

（3）分推肩胛骨，2~3分钟。

（4）揉按三阴交穴、肺俞穴，50次。

以上手法，每日1~2次。

6. 气虚咳嗽

临床表现：咳而无力，痰白清稀，面色苍白，气短懒言，语声低微，自汗，畏寒，舌淡、边有齿痕，脉细，指纹淡紫。

治法：健脾补肺，益气化痰。

方药：六君子汤加减。

党参5克，白术5克，茯苓10克，陈皮5克，半夏5克，百部5克，紫菀5克，甘草3克。

食疗：山药陈皮粥。

取山药15克，陈皮5克（洗净，切丝），大米100克，生姜2片。以上食材加水煎煮成粥，调味后分次食用。

小儿推拿：具体操作如下。

（1）补脾经，2~3分钟。

（2）补肺经，2~3分钟。

（3）工字擦背，2~3分钟。

（4）揉按足三里穴，50次。

以上手法，每日1~2次。

7. 其他中医外治法

中医学博大精深，对于儿童咳嗽变异性哮喘，除了中药、药膳、小儿推拿治疗外，还有以下中医外治法可供选择。

（1）穴位贴敷疗法

推荐药物：白芥子、细辛、甘遂、桃仁等。

邪实证：取风门穴、大椎穴、肺俞穴、定喘穴、天突穴、膻中穴、膈俞穴和心俞穴，每次贴敷15~30分钟，每日1次。嘱咐监护人，若发现患儿有明显不适或哭闹、抓挠等情况，应及时取下。

正虚证：取肺俞穴、脾俞穴、肾俞穴、天突穴、定喘穴、膏肓穴和足三里穴，每次贴敷15~30分钟，每日1次。嘱咐监护人，若发现患儿有明显不适或哭闹、抓挠等情况，应及时取下。

（2）耳穴压豆疗法

根据辨证选取不同耳穴，如神门、交感、风溪、肺、平喘、支气管、肾上腺、内分泌等穴。每次取3~4个耳穴，用王不留行籽贴压耳穴，每日揉按1~2次，每3日更换1次。

育儿经

之

过敏性疾病防治篇

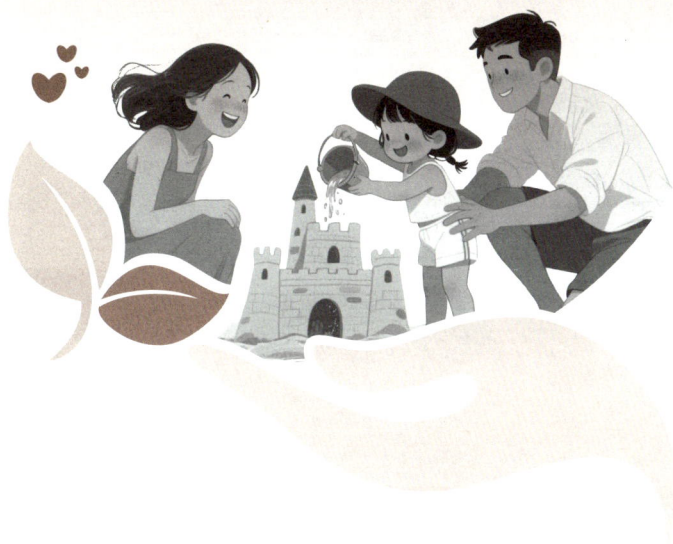

特应性体质遇到特异性抗原
——儿童变应性鼻炎

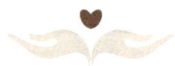

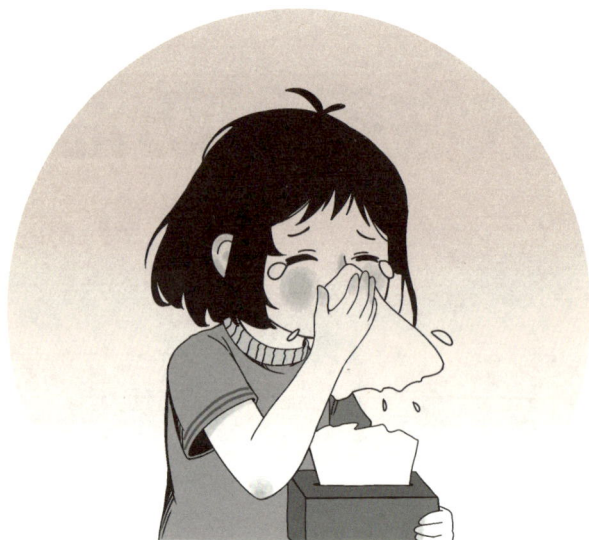

一、反复发作的儿童变应性鼻炎

变应性鼻炎俗称"过敏性鼻炎"，是特应性个体接触了特异性过敏原后由 IgE 介导的鼻黏膜炎症反应性疾病。其主要症状为反复打喷嚏、流清涕，鼻塞，鼻痒，还可伴有眼痒、结膜充血和流泪等。该病的发病率达 10%～25%，在青少年儿童中高发，城市的发病率高于农村，并且呈逐年上升趋势。常见的过敏原有花粉、尘螨、蟑螂排泄物等，患者接触过敏原后往往反复发作。本病一年四季均可发病，亦可呈季节性发作，如春季花粉多，对花粉过敏的患者常反复发作。对本病的防治，以环境控制、免疫治疗、药物治疗、健康教育"四位一体"的综合模式为主。

（一）如何确诊儿童变应性鼻炎

如果孩子出现鼻塞、流涕、阵发性喷嚏以及眼红、眼痒、流泪等症状时，应考虑孩子是否发生了过敏反应。临床上，只要鼻塞、鼻痒、打喷嚏、流清水样鼻涕等症状出现 2 项及以上（其中必须包括鼻痒、打喷嚏 2 项中的至少 1 项），就可以初步诊断孩子患上了变应性鼻炎，应带孩子到医院做进一步的检查。变应性鼻炎的相关检查有鼻部检查、过敏原皮肤试验等检查。如果鼻部检查发现鼻黏膜肿胀、苍白，下鼻甲肿大，鼻腔有水样分泌物，并且以各种常见过敏原提取液刺激皮肤，患儿表现出对某种过敏原过敏，激发部位出现风团和红晕，则可以诊断为变应性鼻炎。

（二）患变应性鼻炎是由于免疫力下降吗

很多家长认为，变应性鼻炎反复发作是由孩子免疫力下降引起的。实际上，真正的原因是孩子的免疫功能紊乱，对某些物质产生了过度反应。血常规检查中的中性粒细胞、淋巴细胞、单核细胞计数及它们所占白细胞总数的百分比是检测人体免疫反应的重要指标，也在某种程度上反映了机体抵抗力的强弱。然而，大量的临床研究证实，变应性鼻炎患儿血液中的上述指标并没有出现异常。可见，变应性鼻炎并不是由于孩子的免疫力下降引起的。

多数的变应性鼻炎患儿有家族遗传的倾向。孩子接触某些物质后就会出现过敏的症状，如果避免接触这些物质，症状就不会出现。由此可以推断，孩子患有变应性鼻炎是由于其自身的特应性体质（遗传基因导致的过敏体质），遇上了某些对多数人无害的特异性抗原(过敏原),引起了鼻腔黏膜的变态反应性炎症。过敏原的种类繁多,数不胜数,常见的过敏原有尘螨、霉菌、昆虫、羽毛、动物皮屑、花粉、化妆品原料、烟草、油漆和其他化学物质等。随着人类工业化的发展,过敏原的种类也越来越多。

(三)如何区分变应性鼻炎和感冒

变应性鼻炎和感冒都会出现打喷嚏、鼻塞、流鼻涕的症状,因此,许多人经常会将这两种疾病相混淆,但它们的病因、病机和治疗方案均存在差异。在孩子的成长过程中,既有可能患变应性鼻炎,也有可能患感冒,另外,变应性鼻炎合并感冒也是有可能的。通过以下的差异点进行分析,家长可以轻松鉴别出孩子患的到底是哪种疾病。

1. 病因不同

感冒,俗称伤风,是由病毒或细菌感染引起的上呼吸道感染性疾病;而过敏性鼻炎是特应性体质者接触过敏原引起的。

2. 发病时间不同

二者一年四季均可发病,但感冒以冬春季多见,变应性鼻炎以春季多见。

3. 传染性不同

感冒具有明显的传染性,变应性鼻炎则不具有传染性。

4. 症状不同

感冒的症状通常较多,包括发热、咳嗽、疲乏、头痛、食欲差等;过敏性鼻炎的症状相对较少,主要有鼻痒、眼痒、流泪等。

5. 病程不同

感冒为自限性疾病,病程一般在 7~10 天,可以自愈;而过敏性鼻炎是慢性病,通常会反复发作,遇到特定过敏原刺激后就会发病。

二、变应性鼻炎的预防和治疗

（一）现代医学如何防治变应性鼻炎

1. 避免接触过敏原

尽量避免接触引发过敏反应的物质，如在花开季节外出时要佩戴口罩，家中不养宠物等；尽量避免或减少摄入容易引发过敏反应的食物，如虾、蟹、牛奶、大豆和花生等。

2. 保持室内清洁和湿度适宜

保持家居环境清洁，尽可能减少扬尘及避免霉菌和其他过敏原的滋生。定期打扫房间，经常更换床上用品和窗帘，还可使用除螨虫的产品。天气干燥时，要保持室内适宜的湿度，可使用加湿器或蒸汽机等设备来调节湿度，避免因空气过于干燥而引发鼻腔炎症。

3. 注意饮食起居

顺应天气变化，及时增减衣物，避免因着凉感冒而诱发鼻炎。

饮食方面应注重营养均衡，以增强自身免疫力。避免食用生冷食物，可适当地多摄入富含维生素 C 和维生素 E 的食物，以及鱼油等有益于健康的食物。

4. 坚持适当的体育锻炼

疾病发作期间要避免剧烈运动，平时则要鼓励孩子坚持进行规律的运动，如游泳、打球、跑步等。适度的锻炼可以提高免疫力，减轻变应性鼻炎的症状。

5. 进行规范的药物治疗

（1）对于生活质量受到变应性鼻炎症状影响的 2 岁以上的患儿，推荐使用鼻用糖皮质激素治疗。应用鼻用糖皮质激素可以改善症状，提高生活质量，改善睡眠，是有针对性的局部治疗。

（2）对于主要临床表现为打喷嚏和鼻痒的患儿，推荐口服抗组胺药治疗。鼻用抗组胺药的疗效与第二代口服抗组胺药相当,缓解鼻塞症状的效果优于口服剂型,且起效快,临床推荐使用。

(3)对于主要临床表现为鼻塞,且合并哮喘、腺样体肥大或上气道咳嗽综合征等具有气道高反应性的患儿,推荐使用白三烯受体拮抗剂。

(4)还可根据症状酌情选择使用肥大细胞膜稳定剂、鼻减充血剂、鼻用抗胆碱能药物等二线治疗药物,但使用时需要注意各种药物的用药指征及适用年龄。此外,对于由 IgE 介导的变应性哮喘合并严重变应性鼻炎患者,在过敏原回避和基础药物治疗效果不佳时,可使用奥马珠单抗,但要注意评估指征与风险。

(二)中医如何辨证治疗儿童变应性鼻炎

1. 肺经风寒

临床表现:鼻塞,鼻痒,喷嚏频发,冒风遇寒易作,流清涕,嗅觉减退,可伴眼痒、咽痒、咳嗽、痰稀、鼻黏膜色淡、鼻腔有水样分泌物,舌淡、苔薄白,脉浮紧,指纹红。

治法:温肺散寒,疏风通窍。

方药:苍耳散加减。

白芷6克,薄荷6克,辛夷花10克,苍耳子10克,黄芩10克,菊花10克,连翘10克。

食疗:胡荽紫苏葱白汤。

取胡荽(香菜)6克,紫苏、葱白各10克。将胡荽、紫苏和葱白放入锅中,加水煎沸10分钟,滤渣取汁,倒入杯中,加红糖调味即可。每日1剂,代茶频饮。

小儿推拿:具体操作如下。

(1)头面四大手法之开天门,直推3分钟。

(2)头面四大手法之推坎宫,分推3分钟。

(3)头面四大手法之揉太阳,3分钟。

(4)头面四大手法之揉掐耳后高骨,揉3掐1,操作50次。

（5）推上三关，3分钟。

以上手法，每日1~2次。

2. 肺经伏热

临床表现：鼻塞，鼻痒，喷嚏频发，流涕、色黄、黏稠，嗅觉减退，或见鼻衄，可伴有咳嗽、咽痒、口干、烦热，鼻黏膜色红，咽红，舌红、苔黄，脉数，指纹紫滞。

治法：清宣肺气，通利鼻窍。

方药：辛夷清肺饮加减。

辛夷6克，百合6克，知母10克，黄芩10克，石膏20克，枇杷叶6克，升麻3克，山栀子10克，麦冬10克，甘草10克，板蓝根15克，金银花15克，连翘10克。

食疗：薄荷小米粥。

取薄荷15克（新鲜者，可用30克），小米适量，糖适量。将小米煮成粥，待粥将熟时，加入冰糖及薄荷，再煮5分钟即可。于空腹时顿食之。（注意：薄荷下锅后不宜久煮，以防降低药效）

小儿推拿：具体操作如下。

（1）头面四大手法，操作同上。

（2）清天河水，3分钟。

以上手法，每日1~2次。

3. 肺脾气虚

临床表现：鼻塞，鼻痒，喷嚏频发，流清涕，嗅觉减退，反复发作，可见面色萎黄，食少纳呆，消瘦，腹胀，大便溏薄，四肢倦怠乏力，多汗，易感，鼻黏膜色淡，鼻腔有水样分泌物，舌淡、苔薄白，脉弱，指纹淡。

治法：益气健脾，补肺通窍。

方药：玉屏风散合补中益气汤加减。

生黄芪20克，人参、炙柴胡、炙升麻、白术、甘草、当归、陈皮、茯苓各10克，防风6克。

食疗：山药黄芪小米糊。

取鲜山药 20 克，黄芪 10 克，小米适量。将山药切碎，研为细末，倒入锅中，加入黄芪。将小米煮成粥，待粥将熟时，加入山药和黄芪，用小火炖成稀糊即可。每日 1 剂，于空腹时顿服。

小儿推拿：具体操作如下。

（1）头面四大手法，操作同上。

（2）点揉肺俞穴，3 分钟。

（3）补脾经，3 分钟。

以上手法，每日 1~2 次。

4. 肺肾阳虚

临床表现：鼻塞，鼻痒，喷嚏频发，感寒易作，流清涕，嗅觉减退，反复发作，可见面色苍白，形寒肢冷，易感风寒，神疲倦怠，小便清长或遗尿，鼻黏膜苍白，鼻腔有水样分泌物，舌淡、苔白，脉沉细，指纹沉淡。

治法：温补肺肾，温通鼻窍。

方药：肾气丸加减。

熟地黄 30 克，山药 30 克，山茱萸 15 克，蚕蛹 30 克，附子 3 克，肉桂 6 克。

食疗：冬虫夏草粥。

取冬虫夏草 3 克，瘦猪肉 50 克，粳米 100 克。将冬虫夏草切碎，与粳米、猪肉（剁碎）一同放入锅中，加水煮至粥熟即可。每周 1 剂，分次食用，喝粥吃肉。

小儿推拿：具体操作如下。

（1）头面四大手法，操作同上。

（2）用掌根横擦肾俞穴与命门穴，3 分钟。

（3）推脊，3 分钟。

以上手法，每日 1~2 次。

瘙痒难耐的皮肤疾病
——儿童特应性皮炎

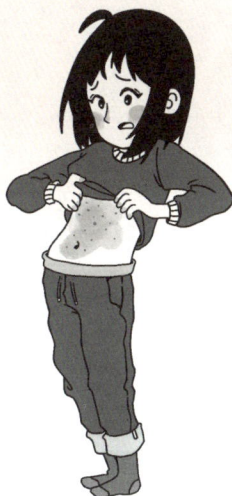

一、什么是儿童特应性皮炎

　　儿童特应性皮炎，也常被称为湿疹，是一种慢性、复发性、炎症性皮肤病。本病常见于婴幼儿，通常表现为皮肤干燥、瘙痒、红斑和丘疹等，严重时可出现渗液和结痂。该病与遗传、免疫异常以及环境因素密切相关，容易在接触过敏原或受到刺激时发作。

虽然特应性皮炎通常会随着年龄增长而有所缓解，但部分患者可能持续至成年。此外，这种皮肤的过敏反应可逐渐向呼吸道过敏反应发展。也就是说，如果孩子的湿疹未得到有效治疗，长大后极有可能出现反复发作的变应性鼻炎或支气管哮喘等疾病。因此，该病的早期治疗和护理非常重要。

（一）如何及早发现孩子患有儿童特应性皮炎

儿童特应性皮炎常见于3岁以下的婴幼儿。虽然随着年龄的增长，其患病率会逐渐下降，但是其他年龄段的儿童，甚至青少年，还是同样会受本病的困扰。

当孩子出现以下情况时，需要考虑其是否患上了湿疹。

（1）局部皮肤有粟粒大小的丘疹、水疱或糜烂渗液，或有皮肤干燥肥厚、苔藓样变等情况。

（2）2岁及以下的婴幼儿，皮疹多出现在面颊、前额和头皮等部位；2岁以上的儿童，皮疹多出现在面部、肘窝、腘窝和颈部等部位。

（3）皮疹处有明显的瘙痒感，婴幼儿还可能出现易激惹、难以入睡等情况。

（4）抽血检查可见血常规中的嗜酸性粒细胞计数有不同程度的升高。

（二）引起儿童特应性皮炎的原因有哪些

1. 遗传因素

如果父母双方有特应性疾病史，那么孩子患特应性皮炎的概率高达79%。

2. 免疫-变应性因素

简单讲，就是人们常说的过敏反应。譬如尘螨、动物皮屑、花粉等吸入性过敏原，以及牛奶、鸡蛋等食物性过敏原，都可能诱发过敏反应。另外，衣服中含有的某些合成纤维、毛织品、残存的洗涤剂等，均可能导致原有湿疹加重，或者诱发湿疹急性发作。

3. 皮肤屏障功能障碍

当孩子的皮肤保护功能下降，遇到外界细菌、病毒、尘螨等病原接触皮肤时，就容易导致局部皮肤出现炎症反应，进而出现瘙痒症状。而不停地搔抓动作，会导致皮肤的屏障功能进一步被破坏，进而形成恶性循环。

4. 情绪因素

如果孩子有抑郁、焦虑等负面心理情绪，则可能出现湿疹，或者导致原有湿疹症状加重。

（三）如何鉴别诊断儿童特应性皮炎

儿童特应性皮炎容易与接触性皮炎、手足癣、荨麻疹等皮肤病混淆，以下是鉴别要点。

1. 有明确接触史

湿疹和接触性皮炎都有皮肤红斑、渗出等表现，但是接触性皮炎有明确的接触史，而且病变多出现在皮肤接触的部位。如果去除诱因，会很快痊愈，并且不会复发。

2. 真菌镜检查可明确诊断

手足癣类疾病也会有皮肤脱屑、鳞屑等表现，此时可以通过真菌镜检查来鉴别。

3. 无隆起的风团

荨麻疹也会出现皮肤异常瘙痒的情况，但荨麻疹的皮损一般呈隆起的风团状，且大小不一，形态各异，还可融合成片。

如果孩子出现皮肤瘙痒、皮疹、水疱等情况，建议家长及时带孩子到医院就诊，寻求医生的专业指导，以免延误病情。家长切勿自行处理，以免导致皮肤感染。

二、儿童特应性皮炎的预防和治疗

（一）现代医学如何防治儿童特应性皮炎

1. 儿童特应性皮炎的预防

（1）保持皮肤湿润

使用无香料、刺激性低的保湿霜，每天多次涂抹，特别是在洗澡后，以帮助皮肤保持水分。

（2）避免接触已知过敏原

若确定孩子对某些食物、宠物、花粉或尘螨等过敏，则应尽量避免接触这些过敏原。

（3）穿着宽松、透气的衣物

选择质地柔软、材质为天然纤维（如棉质）的衣物，避免穿着羊毛或合成纤维材质的衣物，以减少对皮肤的刺激。

（4）使用温和的洗浴产品

选择无香料、无染料、刺激性低的肥皂和洗发水，避免使用含有刺激性成分的产品。

（5）控制环境湿度和温度

家中保持适宜的湿度（40%～60%），避免过于干燥或潮湿的环境，同时避免让孩子暴露在过热或寒冷的环境中。

（6）合理饮食

均衡饮食，同时避免食用可能诱发湿疹的食物，如有些孩子对牛奶、鸡蛋、坚果等食物较敏感。

（7）注意心理因素

保持孩子的情绪稳定，避免精神压力，因为焦虑和紧张情绪可能会加重湿疹的症状。

2. 儿童特应性皮炎的治疗

（1）外用药物

首选糖皮质激素类药物，如复方醋酸地塞米松乳膏、曲安奈德益康唑乳膏、糠酸莫米松乳膏等。如果糖皮质激素类药物疗效不佳，则选取二线药物外用钙调磷酸酶抑制剂，如 1% 吡美莫司乳膏和 0.03%、0.1% 他克莫司乳膏。

（2）口服药物

口服药物包括：① 抗组胺药物，也就是我们日常所说的抗过敏药；② 抗菌或抗病毒药，如果有明确的细菌或病毒感染时，选取相应的药物治疗；③ 糖皮质激素与免疫抑制剂，其中免疫抑制剂如环孢素、氨甲蝶呤等。但是，使用免疫抑制剂治疗湿疹属于超药物适应证范围用药，因此极少使用。

（3）光疗

光疗主要用于治疗慢性和瘙痒性湿疹，以及局部皮肤肥厚。

（二）中医如何辨证治疗儿童特应性皮炎

中医学将儿童特应性皮炎称为"奶癣""湿疮""胎敛疮"等，认为其主要是由于先天禀赋不足，后天又感受风、湿、热邪等，邪气留存于肌肤而发病。中医学认为，小儿脾常不足，如果家长过度喂养，会加重孩子的脾胃负担，使脾胃更加虚弱，运化失常，则易生湿热，导致皮肤失养，病程迁延。

中医治疗本病多以清热、健脾、利湿、祛湿为基本治疗原则，常采用内服中药、中药涂搽、药浴、小儿推拿等治疗手段。

1. 风热夹湿

临床表现：多见于湿疹急性发作期。皮疹多为红色丘疹，伴有剧烈瘙痒，局部皮肤有灼热感，一般没有明显渗出，口渴，舌偏红、苔薄黄，脉浮数，指纹紫。

治法：疏风清热，化湿止痒。

方药：祛风败毒散加减。

草薢 10 克，薏苡仁 10 克，赤茯苓 10 克，黄柏 3 克，牡丹皮 10 克，泽泻 10 克，甘草 3 克。

食疗：绵茵陈土茯苓猪骨汤。

取猪骨适量，绵茵陈 20 克，土茯苓 20 克，薏苡仁 20 克，陈皮 5 克，生姜数片，盐少许。将猪骨和药材一同放入锅中，加适量水，大火烧开后转小火煲 1 小时，撇油去渣，加少许盐调味。

小儿推拿：具体操作如下。

（1）清补脾经、清大肠经、清胃经，各 2 ~ 3 分钟。

（2）退六腑，1 ~ 2 分钟。

（3）拿风池，2 ~ 3 分钟。

以上手法，每日 1 ~ 2 次。

2. 湿热浸淫

临床表现：多见于急性湿疹。局部呈丘疹或丘疱疹，皮损处色红、剧烈瘙痒，有明显的渗出和糜烂，伴有口渴、心烦、小便黄、大便黏等情况，舌红、苔黄腻，脉滑数，指纹紫滞。

治法：清热燥湿，祛风止痒。

方药：甘露消毒丹。

滑石 10 克，黄芩 5 克，绵茵陈 10 克，石菖蒲 3 克，川贝母 3 克，藿香 5 克，连翘 5 克，豆蔻 3 克，射干 3 克，甘草 3 克。

食疗：绿豆薏仁粥。

取绿豆 50 克，薏苡仁 30 克，陈皮 5 克，大米适量，冰糖少许。将绿豆和薏苡仁提前浸泡几小时，然后与陈皮和大米一同煮粥，煮至豆烂米熟，加冰糖调味即可。

小儿推拿：具体操作如下。

（1）清补脾经、清大肠经、清小肠经、掐揉四横纹，各 2 ~ 3 分钟。

（2）退六腑、清天河水，各 1 ~ 2 分钟。

以上手法，每日 1 ~ 2 次。

3. 脾虚湿蕴

临床表现：局部皮肤可见丘疹或丘疱疹，肤色较暗，渗出较少，有鳞屑，瘙痒明显，不欲饮食，面色黄，舌淡胖、边有齿痕、苔白腻，脉滑，指纹偏红。

治法：健脾利湿，祛风止痒。

方药：参苓白术散加减。

党参 3 克，茯苓 10 克，炒白术 5 克，山药 10 克，炒白扁豆 10 克，莲子 5 克，炒薏苡仁 10 克，砂仁 3 克，桔梗 5 克，甘草 3 克。

食疗：山药莲子粥。

取山药 20 克，莲子（去心）10 克，粳米适量，白糖少许。将山药去皮、切块，莲子和粳米洗净，一同煮成粥，粥熟后加白糖调味即可。

小儿推拿：具体操作如下。

（1）补肾经、拿血海，2～3 分钟。

（2）按揉足三里穴，2～3 分钟。

（3）按揉阴陵泉穴，2～3 分钟。

以上手法，每日 1～2 次。

4. 血虚风燥

临床表现：慢性湿疹多见。局部皮肤可见色素沉着，轻度瘙痒，皮肤粗糙增厚，皮肤颜色较暗，伴有口干但不欲饮水等情况，舌淡白，脉细，指纹偏红。

治法：养血润燥，祛风止痒。

方药：四物消风散加减。

生地黄 10 克，当归 5 克，荆芥 5 克，防风 5 克，赤芍 5 克，川芎 5 克，白鲜皮 5 克，蝉蜕 5 克，独活 3 克，柴胡 3 克，甘草 3 克。

食疗：红枣瘦肉汤。

取大枣 5 枚，五指毛桃 10 克，瘦肉适量，生姜片适量，盐适量。将瘦肉洗净，与五指毛桃、大枣、生姜一同放入炖盅内，加适量水，隔水炖煮四五个小时，加盐调味。

小儿推拿：具体操作如下。

（1）揉三阴交穴，2~3分钟。

（2）揉二马穴，2~3分钟。

以上手法，每日1~2次。

除了内服中药和小儿推拿等方法，还可以通过中药涂搽、药浴等方式来改善湿疹的情况，选择具有清热解毒、燥湿、祛风止痒等功效的药物，如地肤子、苦参、蒲公英、金银花、土茯苓、蛇床子等。

育儿经
之
脾胃病防治篇

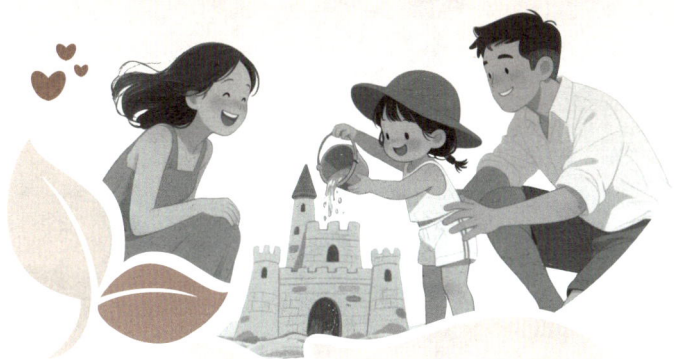

感冒诱发的淋巴结炎症
——儿童肠系膜淋巴结炎

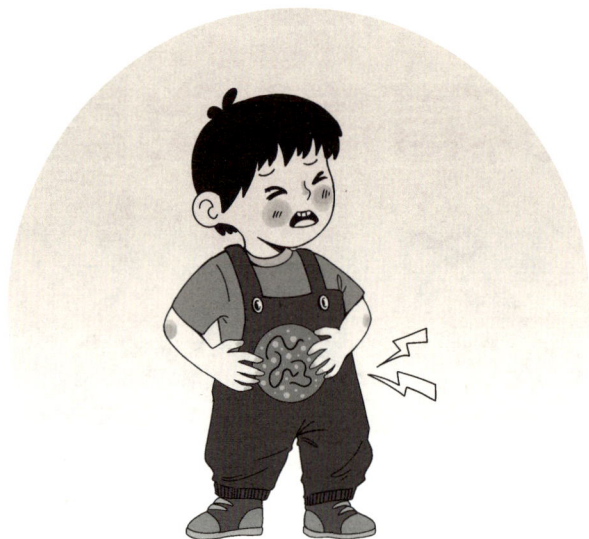

♥

一、好发于儿童的肠系膜淋巴结炎

孩子经常哭着喊肚子痛，甚至痛得满地打滚，并伴有恶心、呕吐、便秘、腹泻等症状，但过一会儿又不痛了，而且这种疼痛经常发生在感冒后，病情反反复复，吃了很多药都不见好。此时，家长需要警惕孩子是不是患上了肠系膜淋巴结炎。

　　由于该病"说来就来，说走就走"，其极具戏剧性的表现常使家长们怀疑孩子是不是在恶作剧。家长们往往难以体会这种疾病带来的不适，因为儿童肠系膜淋巴结炎是一种主要发生于 15 岁以下儿童群体的疾病，尤其在 7 岁以下的儿童群体中高发。

　　该病主要是由肠系膜血液循环不畅和上呼吸道感染所引起的，如果家长怀疑孩子患上该病，首先要做的检查就是腹部彩超。如果在腹部彩超检查中发现孩子有肠系膜淋巴结肿大的情况，家长也不要过于惊慌，儿童时期淋巴系统处于高度活跃状态，淋巴结肿大通常是由于炎症反应而产生的现象。总的来说，儿童肠系膜淋巴结炎通常是由上呼吸道病毒感染引起的，具有自限性，一般 1~4 周即可消退，少数可持续到 10 周左右。

（一）如何判断孩子是不是患上了肠系膜淋巴结炎

　　儿童肠系膜淋巴结炎好发于春冬两季，多见于 7 岁以下儿童，常在上呼吸道感染病程中并发或继发于肠道炎症之后。本病引起的腹痛呈间歇性。

　　如果家长发现孩子出现以下症状，就要引起重视，并带孩子到医院做腹部彩超检查。

　　（1）急性或慢性腹痛，尤其是右下腹疼痛。

　　（2）疲惫，周身不适，无精打采。

　　（3）发热，或伴咽喉痛。

　　（4）腹泻，恶心，呕吐。

　　（5）食欲不佳。

（二）如何区分儿童肠系膜淋巴结炎与急性阑尾炎和小儿肠痉挛

　　儿童肠系膜淋巴结炎容易与急性阑尾炎和小儿肠痉挛等病相混淆。儿童肠系膜淋巴结炎的疼痛部位不固定，压痛点随患儿体位改变而改变，发热先于腹痛；急性阑尾炎的腹痛则多呈固定性压痛，并伴有腹肌紧张或反跳痛等表现，腹痛先于发热；小儿肠痉挛多见于婴儿期，腹痛剧烈而突然，安抚难以奏效。

当孩子出现慢性腹痛症状时，对于病情较轻且进展较缓慢，而且无腹肌紧张者，应首先考虑肠系膜淋巴结炎的可能性。为与其他急腹症相鉴别，家长最好带孩子到医院就诊，由儿科医生做专业评估。

腹部彩超检查有助于明确腹痛原因。若通过彩超检查发现孩子淋巴结肿大，甚至有炎性物质渗出，血常规检查显示白细胞、中性粒细胞和单核细胞计数都增高，即可确诊该病，并及时进行相应的治疗和护理。

（三）为什么儿童容易患肠系膜淋巴结炎

肠系膜淋巴结沿着肠系膜动脉分布，以回肠的末端以及回盲部最为丰富。肠系膜淋巴结参与机体的免疫反应，当外界的致病性微生物侵入人体的时候，它们可以发挥屏障作用。但是由于小儿的淋巴系统发育尚不成熟，屏障功能较弱，当孩子反复发生呼吸道感染或胃肠炎时，细菌和病毒就会通过血液到达回肠淋巴组织，引起肠系膜淋巴结炎，从而出现腹痛、恶心等胃肠功能紊乱症状。同时，由于儿童正处于生长发育的关键时期，机体免疫系统活跃，淋巴滤泡的生发中心较明显，因此会出现淋巴结肿大等症状。

❤ 二、儿童肠系膜淋巴结炎的治疗和预防

（一）现代医学如何防治儿童肠系膜淋巴结炎

急性肠系膜淋巴结炎是一种自限性疾病，目前现代医学尚无特定的治疗药物，主要采取对症支持治疗。建议患者注意休息，采取清淡饮食。若伴有呼吸道感染或胃肠炎症状，治疗上多使用抗生素和解痉药物，以及采用改善肠道菌群等方式。

1. 合理喂养
保证营养丰富且均衡，加强锻炼，提高机体免疫力。

2. 避免感冒

注意气候变化，及时增减衣物，预防感冒，避免腹部着凉。

3. 注意卫生

让孩子养成良好的饮食习惯和生活习惯，勤洗手，注意饮食卫生，不暴饮暴食，尽量避免给孩子饮用过多的寒凉饮料和食用生冷食物。

4. 忌滥用药物

孩子感冒后，不当使用抗生素或过量饮用凉茶可能会引起肠道菌群失衡，削弱自身免疫功能，进而引发淋巴免疫过度反应，导致淋巴细胞异常增生。

5. 注意肠道保养

让孩子养成每天定时排便的习惯。平时可以给孩子适当服用益生菌，以增强肠道的免疫功能，改善肠道环境，促进肠蠕动。

（二）中医如何辨证治疗儿童肠系膜淋巴结炎

中医学认为，儿童肠系膜淋巴结炎属中医学"腹痛"范畴。儿童脾常不足，易外感时邪，或因饮食不节（如家长喂养不当）、过食生冷、滥饮凉茶等原因，导致中焦气机不畅或寒凝气滞，从而引起腹痛。《素问·举痛论》云："寒气客于肠胃之间，膜原之下，血不得散，小络急引故痛。"

中医治疗本病常以调理气机、行气止痛为原则。在内服中药辨证施治的同时，常采用中医外治法，如中药热敷、小儿推拿、艾灸等。

1. 乳食积滞

临床表现：脘腹胀满，按之痛甚，嗳腐吞酸，不思乳食，矢气频作或腹痛欲泻，泻后痛减，或有呕吐，呕吐物酸馊，大便秽臭，夜卧不安，时时啼哭，舌红、苔厚腻，脉沉滑，指纹紫滞。

治法：消食导滞，行气止痛。

方药：香砂平胃散加减。

木香6克（后下），砂仁6克（后下），甘草6克，厚朴9克，苍术9克，陈皮6克，生姜10克。

食疗：开胃麦芽茶。

取麦芽 15 克，谷芽 15 克，炒山楂 5 克，红糖适量。将上述食材一同放入药锅内，加水，大火煮开，然后小火煎煮 10 分钟，去渣取汁服用。

小儿推拿：具体操作如下。

（1）清补脾经，2 ~ 3 分钟。

（2）揉板门，2 ~ 3 分钟。

（3）分推腹阴阳，20 ~ 30 遍。

以上手法，每日 1 ~ 2 次。

2. 胃肠结热

临床表现：腹痛胀满，疼痛拒按，大便秘结，烦躁口渴，手足心热，口、唇、舌红，舌苔黄燥，脉滑数或沉实，指纹紫滞。

治法：通腑泻热，行气止痛。

方药：大承气汤加减。

大黄 10 克（先煎），厚朴 10 克，水牛角 15 克，芒硝 9 克，枳实 9 克，杭白芍 10 克，黄连 6 克，栀子 9 克，甘草 6 克。

食疗：消食山楂茶。

取山楂 5 克，银耳适量，冰糖适量。将上述食材洗净，加适量水熬成羹服用。

小儿推拿：具体操作如下。

（1）清胃经，2 ~ 3 分钟。

（2）清小肠经，2 ~ 3 分钟。

（3）按揉一窝风，1 ~ 3 分钟。

以上手法，每日 1 次。

3. 脾胃虚寒

临床表现：腹痛绵绵，时作时止，喜按，得温则舒，面色㿠白，精神倦怠，手足清冷，纳食减少，或食后作胀，大便稀溏，舌淡、苔白，脉沉细，指纹淡红。

治法：温中理脾，缓急止痛。

方药：小建中汤合理中丸加减。

桂枝 10 克，白芍 20 克，饴糖 30 克，生姜 10 克，大枣 4 枚，炙甘草 6 克，乌药 8 克，干姜 6 克，党参 15 克，炒白术 10 克。

食疗：开胃健脾汤。

取白术 15 克，太子参 15 克，茯苓 15 克，排骨 150 克或瘦肉 100 克，盐适量。将上述药材洗净，与排骨或瘦肉同煮，加盐调味后服食。

小儿推拿及其他外治方法：具体操作如下。

（1）中药包热敷腹部。将适量肉桂、木香、白芍、干姜、小茴香等中药与粗海盐同炒后装入布袋里，置于小儿腹部上进行热敷。

（2）摩腹。双手手掌交叠，紧贴腹部，绕脐做圆周运动，顺时针与逆时针交替，各 1 分钟。

（3）按揉足三里穴，3 分钟。

以上治法，每日 1 次。

4. 气滞血瘀

临床表现：腹痛经久不愈，痛有定处，痛如针刺，或腹部癥块、拒按，肚腹硬胀，青筋显露，舌紫暗或有瘀点，脉涩，指纹紫滞。

治法：活血化瘀，行气止痛。

方药：少腹逐瘀汤加减。

小茴香 10 克，炮姜 10 克，延胡索 10 克，川芎 10 克，赤芍 10 克，当归 10 克，肉桂 5 克，甘草 10 克。

食疗：桃仁开胃汤。

取桃仁 5 克，山楂 10 克，排骨 150 克或瘦肉 100 克，盐适量。将上述药材洗净，与排骨或瘦肉同煮，加盐调味后服食。

小儿推拿：具体操作如下。

（1）按肚角（位于脐下 2 寸，旁开 2 寸处；用拇指按揉），1～3 分钟。

（2）揉二马穴，2～3 分钟。

以上手法，每日 1 次。

娃吃饭要追着喂或是病
——磨人的小儿厌食症

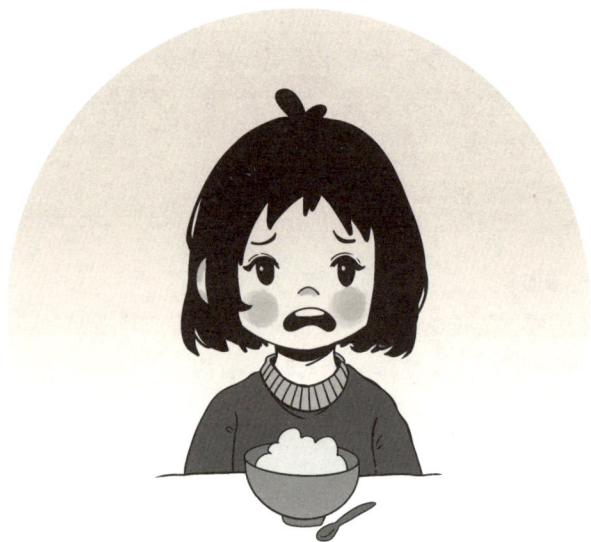

一、影响生长发育的小儿厌食症

　　孩子不爱吃饭，这让很多宝妈宝爸头痛不已。为了让孩子吃饭，家长们使尽浑身解数，与孩子斗智斗勇——"电视机伴饭""追着娃喂""棍棒恐吓"……用尽各种招式，只为孩子能多吃一口饭。贪吃是孩子的天性，但如果孩子长期食欲不振、挑食、偏食、对食物不感兴趣，那么有可能是患上了小儿厌食症。

小儿厌食症是指儿童在成长过程中出现的持续性食欲不振或对食物缺乏兴趣的情况。这种情况可能导致孩子营养摄入不足，影响正常的生长发育。

厌食症的成因复杂多样，包括生理因素，如消化不良或缺乏某些微量元素，以及心理因素，如环境压力或情绪波动。长期厌食不仅会导致体重下降、营养不良，还可能引发免疫力低下和其他健康问题。早期发现和及时干预对改善小儿厌食症至关重要，临床上通常采取调整饮食习惯、提供心理支持及实施必要的医疗干预等措施。

（一）如何判断孩子是否患有小儿厌食症

孩子在饥饿的时候，身体会分泌各种淀粉酶和蛋白酶，吃饭自然就吃得香。有的家长说："我家的孩子饿了半天了，还是什么都不吃。"如果孩子经常出现这种情况，就要考虑患小儿厌食症的可能性了。

小儿厌食症是指以长期食欲不振、食量减少、厌恶进食为主要特征的儿科消化系统疾病，需要排除因其他外感、内伤疾病引起的暂时性食欲不振等情况。本病包括西医学"厌食症"和"功能性消化不良"。

厌食症的病程一般在 1 个月以上，因此，如果孩子仅 3 天或者 1 周不吃东西，则不能诊断为厌食症。

患有厌食症的孩子，其主要特征是食欲不振持续 1 个月以上；另外，其身高和体重一般稍低于正常水平。

如果孩子的主要症状除了食欲不振，还包括口臭、腹胀、大便酸臭、睡眠不安等，则应考虑中医诊断"积滞"。如果孩子除了食欲不振外，其身高和体重都明显低于同年龄、同性别儿童的正常水平，则应考虑中医诊断"疳积"。

（二）引起小儿厌食症的因素有哪些

小儿厌食症属儿科常见病，1~6 岁儿童多见。流行病学调查显示，婴儿和学龄前儿童厌恶进食问题的发生率为 12% ~ 34%，且城市发病率高于农村。

引起厌食症的原因有很多，主要有以下几个方面。

1. 疾病因素

慢性消化系统疾病以及营养或代谢性疾病，如消化道溃疡、胃炎、肝炎、佝偻病、营养性贫血、微量元素缺乏等。

2. 药物因素

服用或静脉滴注某些药物，如抗生素、铁剂等，会引起食欲下降。

3. 生活方式因素

饮食不规律、过多饮用含糖饮料及碳酸饮料以及强行喂饭等情况皆可影响消化液的分泌，造成食欲低下。

（三）中医学对小儿厌食症与积滞、疳积的鉴别

小儿厌食症、积滞与疳积是中医学中三种常见的脾胃病证，三者症状相似但病机各异。家长可以通过仔细观察孩子的症状和体征进行初步判断，从而及时干预，帮助孩子早日康复健康。

1. 小儿厌食症的临床表现

（1）食欲减退

长期食欲不振，对食物缺乏兴趣。

（2）消瘦或体重不增

由于进食量减少，导致生长发育迟缓，体重减轻或增长缓慢。

（3）其他症状

可能伴有面色萎黄、精神不振、大便不调（便秘或腹泻）等症状。

（4）体征

多无明显腹部体征。

2. 积滞的临床表现

（1）乳食不思

对食物的兴趣降低或拒绝进食。

（2）脘腹胀满

腹部胀满不适，按之稍硬或有压痛。

（3）大便异常

便秘或腹泻，大便酸臭，夹有未消化的食物残渣。

（4）其他症状

可能伴有烦躁不安、夜寐不宁、手足心热、舌苔厚腻等。

（5）体征

可见腹部胀满，按之稍硬。

3. 疳积的临床表现

（1）形体消瘦

体重明显低于同龄儿童正常水平，肌肉松弛。

（2）面色萎黄

皮肤无光泽，面黄肌瘦。

（3）精神不振

精神萎靡，反应迟钝，或烦躁易怒。

（4）发育迟缓

身高、体重、智力等的生长发育水平明显落后于同龄儿童。

（5）其他症状

可能伴有夜寐不宁、时有低热等。

（6）体征

明显消瘦，腹部膨隆，毛发干枯易断。

二、小儿厌食症的预防和治疗

（一）现代医学如何防治小儿厌食症

1. 小儿厌食症的预防策略

养成健康的生活习惯，预防小儿厌食症。

（1）营养均衡

家长应确保孩子饮食多样化，为其提供充足的蛋白质、维生素、矿物质和纤维素；尽量避免孩子过度依赖高糖、高脂肪的零食，并帮助其培养健康的饮食习惯。

（2）饮食有规律

制订规律的进餐时间表，包括三餐和两次营养点心，避免孩子过于饥饿或吃得过饱，防止因饮食不规律而导致食欲紊乱。

（3）营造良好的就餐环境

避免在就餐时给孩子心理压力或强迫进食。营造轻松愉快的用餐氛围，有助于提高孩子的食欲。

（4）鼓励参与食物制作

鼓励孩子参与选择和准备食物的过程，激发他们对食物的兴趣；通过让孩子帮忙洗菜、摆盘等方式，培养他们对食物的好奇心和进食的积极性。

（5）控制零食和饮料的摄入

减少零食，特别是高糖饮料的摄入量，避免影响正常饮食。可选择健康的零食，如水果、坚果等，作为正餐之外的补充。

（6）定期进行健康检查

通过定期进行健康检查，监测孩子的生长发育情况，及时发现并处理可能影响食欲的健康问题，如缺铁、缺锌等。

（7）提供心理支持

关注孩子的心理健康，避免因压力、焦虑等心理因素导致厌食。必要时，可寻求专业心理辅导，帮助孩子克服情绪障碍。

（8）鼓励孩子运动

规律的体育运动可以提高新陈代谢，刺激食欲，改善消化功能，使胃肠蠕动加快，提高孩子对进食的欲望。运动还能促使身体释放内啡肽和其他促进心情愉悦的化学物质，有助于提升心理健康，间接改善孩子的进食行为。此外，运动可增强体质和提高免疫力，避免孩子因频繁生病而引起食欲下降。

2. 现代医学如何治疗小儿厌食症

现代医学在治疗小儿厌食症方面通常采取综合性措施，根据病因和疾病的严重程度，制订个性化的治疗方案。

（1）营养调整

针对营养不良的儿童，医生通常会制定个性化方案，确保孩子摄入足够的热量和营养。医生可能会建议补充维生素和矿物质，尤其是铁、锌、维生素 D 等营养素，以此纠正潜在的营养缺乏问题。

（2）药物治疗

在某些情况下，医生可能会开具药物，用于刺激食欲或治疗导致厌食的潜在疾病。例如，厌食是由消化不良或胃酸分泌过多引起的，医生可能会开具助消化药物或抗酸剂。

（3）行为疗法

行为疗法有助于纠正孩子的不良饮食习惯。通过奖励和鼓励等方式，逐步引导孩子建立健康的饮食习惯。此外，行为疗法还可以缓解用餐时的焦虑情绪和心理压力，帮助孩子更好地应对用餐过程中的负面情绪。

（4）心理辅导

如果厌食症与心理因素有关，如压力、焦虑或情绪障碍，那么心理辅导是必要的。专业的心理医生可以帮助孩子和家长识别并处理导致厌食的心理因素，改善孩子的饮食习惯。

（5）家庭干预

家长在治疗小儿厌食症的过程中扮演着非常重要的角色。医生或营养师会指导家长如何营造一个良好的就餐环境，避免强迫孩子进食，鼓励孩子尝试多样化的食物，并逐渐培养他们对食物的兴趣。

（6）治疗潜在疾病

如果厌食症是由其他疾病引起的，如消化系统疾病、慢性炎症或感染，那么治疗这些基础性疾病是恢复正常饮食的关键。

（二）中医如何辨证治疗小儿厌食症

中医学认为，小儿厌食症属于"食积""恶食""伤食"等范畴，迁延日久可进展为"疳积"。小儿厌食症的病位在脾，主要病机是各种病理因素导致脾失健运，胃纳失司。《幼幼集成》云："或因病有伤胃气，久不思食。"《幼科发挥·脾经兼证》曰："诸困睡，不嗜食，吐泻，皆脾脏之本病也。"钱乙在其所著《小儿药证直诀》中指出："脾胃不和，不能食乳，致肌瘦。"由此可见，古人对厌食已有较全面的认识。

1. 脾胃虚弱

临床表现：面色萎黄，形体消瘦，神疲乏力，食欲不振，大便溏薄，舌淡、苔白，脉细弱，指纹淡紫。

治法：健脾益气，和胃消食。

方药：四君子汤合参苓白术散加减。

党参5克，白术10克，茯苓10克，甘草5克，莲子5克，白扁豆10克，陈皮3克，大枣2枚，麦芽15克。

食疗：山药红枣粥。

取山药15克，大枣2枚，粳米20克，冰糖适量。山药去皮、切块，大枣去核，与粳米一同煮成粥，粥熟时加入冰糖调味即可。

小儿推拿：具体操作如下。

（1）补脾经，2~3分钟。

（2）补胃经，2~3分钟。

（3）推三关，2~3分钟。

（4）揉按中脘穴、天枢穴，各50次。

以上手法，每日1~2次。

2. 脾胃湿热

临床表现：脘腹胀满，食欲减退，口苦口臭，大便秘结或不爽，小便黄赤，舌红、苔黄腻，脉滑数，指纹紫滞。

治法：清热利湿，健脾和胃。

方药：三仁汤合连朴饮加减。

藿香5克，苦杏仁5克，豆蔻5克，薏苡仁10克，厚朴5克，淡竹叶5克，滑石15克，茯苓15克，连翘5克，麦芽15克。

食疗：薏米绿豆汤。

取薏苡仁15克，绿豆20克，粳米30克，冰糖适量。将薏苡仁、绿豆洗净后浸泡半小时，加入水和粳米，煮至烂熟，再加冰糖调味即可。

小儿推拿：具体操作如下。

（1）清大肠经，2~3分钟。

（2）清板门，2~3分钟。

（3）揉按腹部（顺时针方向），2~3分钟。

（4）点按四缝穴，50次。

以上手法，每日1~2次。

3. 肝脾不和

临床表现：厌食，情绪不宁，易怒易哭，嗳气频作，胁肋不适，舌淡红、苔薄白，脉弦，指纹紫滞。

治法：疏肝理气，健脾和胃。

方药：逍遥散加减。

柴胡5克，白术10克，白芍5克，薄荷3克，生姜5克，茯苓15克，麦芽15克，鸡内金5克，郁金10克，甘草5克。

食疗：麦芽山楂饮。

取麦芽15克，山楂10克，冰糖适量。将麦芽、山楂洗净，加适量清水煮沸后转小火煮15分钟，去渣取汁，加冰糖调味即可。

小儿推拿：具体操作如下。

（1）推肝经，2~3分钟。

（2）补脾经，2~3分钟。

（3）按揉期门穴，2~3分钟。

（4）按揉章门穴，2~3分钟。

以上手法，每日1~2次。

4. 脾胃阴虚

临床表现：面色潮红，手足心热，口燥咽干，口渴不欲饮，食欲不振，大便干结，舌红、少苔，脉细数，指纹淡紫。

治法：养阴生津，健脾开胃。

方药：益胃汤合沙参麦冬汤加减。

石斛5克，沙参5克，麦冬5克，玉竹10克，乌梅5克，茯苓10克，麦芽15克，菜菔子10克，白芍5克。

食疗：银耳莲子羹。

取银耳15克，莲子10克，冰糖适量。将银耳泡发后撕成小朵，莲子去心，与适量清水一同炖煮至银耳软糯、莲子熟烂，加冰糖调味即可。

小儿推拿：具体操作如下。

（1）推心经，2~3分钟。

（2）推小肠经，2~3分钟。

（3）按揉腹部（顺时针），2~3分钟。

（4）揉按涌泉穴，左右各50次。

以上手法，每日1~2次。

威胁孩子健康的大敌
——儿童便秘

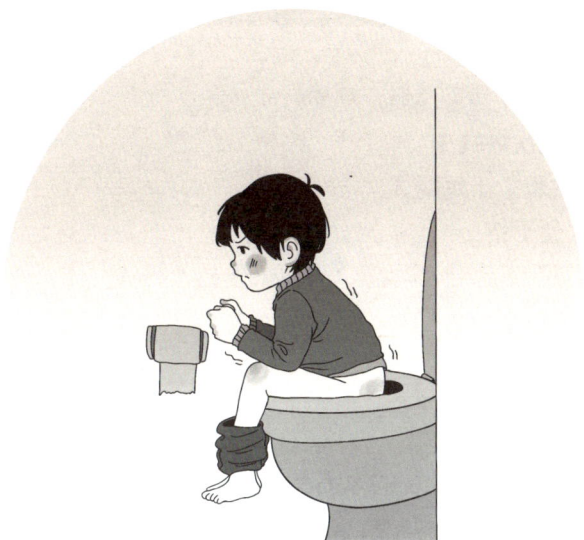

🍃 一、别让便秘成了孩子生活中的常客

　　孩子经常几天不大便，甚至在排便时痛苦不堪。千万不要忽视这个问题。儿童便秘是儿科的常见病，发生率为 3%～30%，其中 95% 以上属于功能性便秘。当家长发现孩子经常发生便秘时，应积极寻找原因并着手干预。

儿童的消化系统并不像成年人那样发育成熟，便秘不仅会让他们感到不适，还会影响他们的生长发育，尤其是长期便秘的孩子，更容易产生焦虑、易怒等情绪问题，严重影响日常生活。大部分的儿童便秘都与家长没有帮助孩子养成良好的生活习惯有关。若孩子的不良生活习惯得到纠正，便秘问题往往能迎刃而解。

（一）如何判断孩子是否发生了便秘

孩子偶尔排便困难，但随后恢复正常，对于这种情况家长不用过于担心。但如果孩子出现以下情形就说明可能存在便秘问题。

1. 大便困难
排便费力，甚至疼痛，排便时间较长。

2. 排便次数减少
排便次数少于每周 3 次。

3. 大便干结
大便量少，有排不尽感，大便干硬如羊粪状，或大便粗硬，堵塞厕所难以冲走。

4. 腹痛、腹胀
腹痛、腹胀，有便意，但排不出。

（二）引起儿童便秘的原因有哪些

儿童便秘并非由单一因素所引起，其原因复杂多样，需要家长们加以重视并寻找解决办法。以下是导致儿童便秘的主要原因。

1. 饮食结构不合理
现代社会中，很多孩子偏爱吃高脂肪、高糖分的食物，如甜点、快餐等，而对蔬菜、水果及其他富含纤维素的食物摄入不足。这种饮食习惯容易导致肠道蠕动减慢，粪便变干，从而引发便秘。

2. 饮水量不足
许多孩子因贪玩或不喜欢饮水而导致每日水分的摄入量不足。水分不足会使肠道中的粪便变得干硬，不易排出，进而引发便秘。

3. 排便习惯不好

一些孩子因忙于玩耍或学习而忽视排便信号，长此以往，排便的自然反射会逐渐减弱，从而形成习惯性便秘。另外，有些孩子对在学校或其他公共场所排便存在心理障碍，这也会导致便秘的发生。

4. 运动量不足

如今，电子产品日益普及，有的孩子因沉溺其中而导致活动量显著减少，久坐不动会导致肠道蠕动减慢，粪便在肠道中滞留时间过长，从而可能引发便秘。

5. 疾病因素

某些疾病，如甲状腺功能减退症、糖尿病、先天性巨结肠、肛门狭窄、慢性肠道疾病等，也可能导致儿童便秘。

6. 精神因素

学习压力大、家长训斥等原因可能导致孩子内分泌失调和肠道功能紊乱，进而引发便秘。

7. 治疗不当

譬如，长期随意服用多种抗生素容易引起肠道菌群失调，导致肠道功能紊乱；经常使用开塞露等灌肠剂则会使直肠敏感性降低、肠壁肌肉松弛，造成肠道功能紊乱，引起便秘等问题。

（三）儿童便秘有哪些危害

便秘不仅会让孩子感到腹部不适，还可能引发一系列健康问题。若不及时处理，长期还可能影响肠道功能和生长发育。

1. 腹痛、腹胀

便秘会导致肠道内粪便堆积，使肠道内压增加，进而引起腹痛和腹胀。长时间的便秘甚至可能导致肠梗阻，情况严重时需要手术治疗。

2. 食欲减退

因腹部不适和便秘带来的不适感，孩子可能会出现食欲减退的症状。长此以往，会影响身体对各种营养物质的摄取，甚至导致发育迟缓。

3. 情绪和行为问题

长期便秘的孩子可能会因为身体不适而感到烦躁不安，甚至出现注意力不集中和情绪失控等问题，对其心理健康和学习成绩产生负面影响。

4. 肛裂、痔疮

便秘会导致粪便变硬，在排便时可能会擦伤肛门，引发肛裂，严重的甚至发展成痔疮。这些问题会让孩子对排便产生恐惧，进一步加重便秘。

二、儿童便秘的预防和治疗

（一）现代医学如何防治儿童便秘

1. 预防措施

现代医学强调从生活方式和饮食结构入手，帮助孩子建立良好的排便习惯，并在必要时通过药物治疗缓解症状。

（1）生活方式的调整

均衡饮食：适当增加富含纤维素食物，如燕麦、糙米、扁豆、西蓝花、魔芋、菠菜、芹菜等。若孩子不喜欢吃蔬菜和水果，可以适当添加酸奶、果干、黑芝麻丸等食物，帮助其排便。热性便秘忌食燥热辛辣食品，虚性便秘忌食生冷瓜果和冰冻饮料。

适当控制饮食量：儿童胃容量较小，容易吃撑，因此家长备餐时不宜过量。正餐需要控制分量，两餐之间可适当补充健康的饮食。

足量饮水：确保孩子每日摄取足够的水分，以保持粪便的柔软和肠道的润滑。

规律运动：鼓励孩子每日进行适量的体育锻炼，如跑步、跳绳等，有助于促进肠道蠕动。

（2）建立良好的排便习惯

定时排便：儿童排便反射功能尚未发育完善，有时有便意却不知道排便，不能养成按时排便的习惯。家长应时常提醒孩子，让其养成每天定时排便的习惯。

无压力排便环境：为孩子提供舒适、无压力的排便环境，避免因紧张或羞涩而引起排便延迟。

（3）定期检查口腔卫生

口腔问题会影响食欲，有些孩子会因此变得挑食、消化不良，影响正常排便。家长平时要督促孩子正确刷牙，并定期带孩子到口腔科检查。

2. 治疗方法

（1）积极治疗原发病

如孩子因先天性巨结肠、肛门狭窄、甲状腺功能减退症等疾病而导致便秘，应积极寻求专科治疗。

（2）常用通便药物

容积性泻剂：如小麦纤维素颗粒等。

渗透性泻剂：如聚乙二醇和乳果糖等。

刺激性泻剂：如番泻叶等。

软化剂或润滑剂：如开塞露和液状石蜡等。

调节肠道菌群：益生菌。

使用渗透性泻剂改善排便后，建议递减药物，避免复发。通便药物对肠道功能都有一定影响，不建议长期使用。若孩子反复出现便秘，建议及时到医院诊治，以免延误病情。

（二）中医如何辨证治疗儿童便秘

中医学认为，儿童便秘的病位主要在大肠。大肠为传导之官，是体内糟粕排出的主要通道。若大肠传导功能失常，粪便在肠道内停留时间过长，水分被过度吸收，会导致粪便干结，排出困难，从而引发便秘。因此，儿童便秘的主要病机为腑气运行不畅，浊气不降，大肠传导功能失常。此外，本病还与脾、肺、肝等脏腑的功能失调密切相关。脾主运化，脾气不足则升降失常，浊气不降；肺与大肠相表里，肺之燥热可移于大肠，致大肠传导失职；肝主疏泄，肝气不疏，气郁化火伤津，则肠道失润，亦可导致便秘。

中医治疗儿童便秘以润肠通便为基本原则，并根据具体情况辨证施以消食导滞、清热润肠、理气通便、益气养血滋阴等治法。

1. 食积便秘

临床表现：有积食或伤乳史，表现为便秘兼脘腹胀痛，进食不多，易有饱胀感，口臭，手足心热，舌红、苔黄厚，脉沉有力，指纹紫滞。

治法：消积导滞通便。

方药：枳实导滞丸加减。

枳实5克，神曲5克，山楂5克，黄连2克，黄芩5克，茯苓10克，大黄3克，泽泻10克，白术10克。

食疗：山楂润肠茶。

取山楂10克，神曲10克，麦芽10克，连翘5克，煮水，加入少量蜜糖，分多次饮用。

小儿推拿：具体操作如下。

（1）清大肠，2~3分钟。

（2）清胃经，2~3分钟。

（3）退六腑，2~3分钟。

（4）顺时针揉腹，100次。

以上手法，每日1~2次。

2. 燥热便秘

临床表现：大便干结，甚则便秘不通，面红，身热，小便黄、量少，或口臭口干，或口腔溃疡，舌红、苔黄燥，脉滑实，指纹紫滞。

治法：清热润肠通便。

方药：麻子仁丸加减。

麻仁5克，大黄3～5克，苦杏仁10克，枳实5克，白芍10克，厚朴5克，蜂蜜10克（冲）。

食疗：甘蔗汁。

取甘蔗250克，生姜5～10克，红糖适量。将甘蔗榨汁，取汁，加入姜汁、红糖，搅拌后即可饮用。

小儿推拿：具体操作如下。

（1）清天河水，2～3分钟。

（2）揉板门，2～3分钟。

（3）顺时针揉腹，2～3分钟。

（4）推下七节骨，2～3分钟。

以上手法，每日1～2次。

3. 气虚便秘

临床表现：有便意，大便不干结但难解，排便时常伴有汗出气短，大便后疲倦乏力，面色少华，舌淡、苔薄，脉虚弱，指纹淡红。

治法：益气润肠通便。

方药：黄芪汤加减。

黄芪5克，赤芍5克，牡丹皮5克，桔梗10克，瓜蒌皮10克，大黄3克，甘草5克。

食疗：黑芝麻杏仁粥。

取黑芝麻15克，核桃仁10克，甜杏仁10克，粳米适量。将黑芝麻、核桃仁、甜杏仁打碎，与粳米一同加水煮30分钟，煮成稀粥。

小儿推拿：具体操作如下。

（1）补脾经，2～3分钟。

（2）补胃经，2～3分钟。

（3）捏脊，10次。

（4）揉按中脘穴、天枢穴、足三里穴，各50次。

以上手法，每日1～2次。

4. 阴虚便秘

临床表现：大便干结，身材瘦小，口渴，夜间睡觉时汗出多，心烦，舌红、少苔，脉细数，指纹紫滞。

治法：增液润燥通便。

方药：增液汤合益胃汤加减。

沙参5克，麦冬5克，玄参10克，生地黄10克，玉竹5克，甘草5克，冰糖5克。

食疗：沙麦玉竹山药粥。

取沙参5克，麦冬5克，玉竹5克，山药10克，粳米适量。将沙参、麦冬、玉竹、山药浸泡30分钟后，同粳米一起煮30分钟，煮成稀粥。

小儿推拿：具体操作如下。

（1）补肾经，2~3分钟。

（2）推下七节骨，5分钟。

（3）推三关，2~3分钟。

（4）揉按三阴交穴、中脘穴、天枢穴，各50次。

以上手法，每日1~2次。

5. 其他治疗方法

除以上治疗外，中医治疗儿童便秘还可应用以下方法。

（1）穴位敷贴疗法

药物经皮肤吸收后刺激局部穴位，激发经气，以此治疗疾病。常用的穴位有天枢、大肠俞等，应根据孩子的具体情况辨证取穴。

（2）针灸

通过针灸刺激人体腧穴，调畅气机，通络导滞，协调脏腑。常用的穴位有天枢、大肠俞、上巨虚、支沟等，同样应根据孩子的具体情况辨证取穴。

（3）耳穴压豆疗法

使用王不留行籽贴压耳穴，常用的耳穴有便秘点、直肠下段、大肠、脾、皮质下、三焦等。

育儿经

之

杂病防治篇

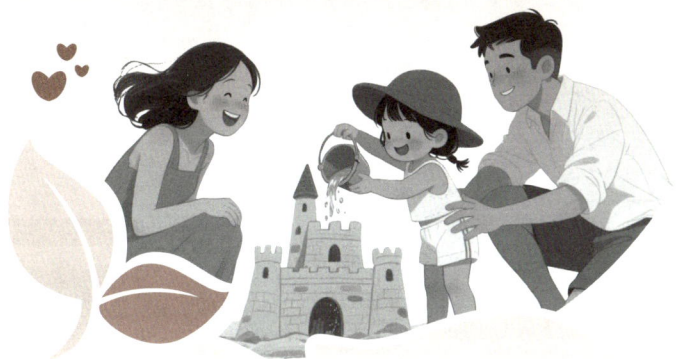

通常能够自愈的疾病
——小儿遗尿症

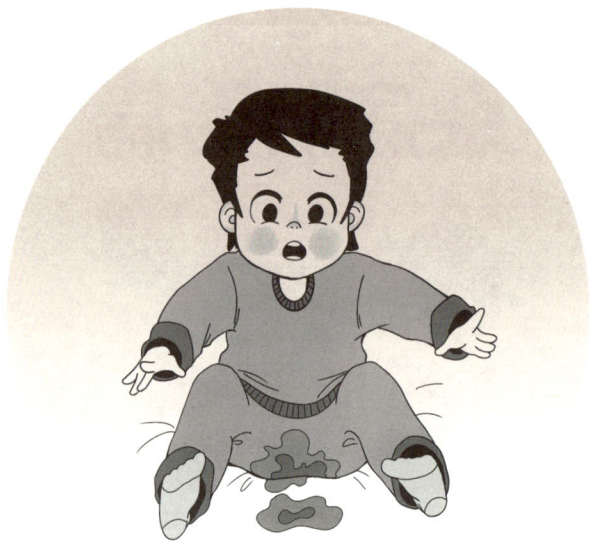

一、小儿遗尿症

（一）怎样判断孩子是否患遗尿症

　　每个孩子在成长的过程中都会出现尿床的情况，这很正常。随着年龄的增长，孩子尿床的情况会逐渐减少乃至消失。一般来说，3

岁的宝宝已经能够控制排尿了，但偶尔还会尿床。譬如白天玩得过于兴奋或临睡前喝多了水等情况都会引起小儿尿床。但如果孩子超过 5 岁了，还频繁地发生尿床的现象，就应该考虑遗尿症的可能性了。

小儿遗尿症俗称"尿床"，是指 5 岁以上的儿童，每周至少 2 次在睡眠中发生不自主排尿，并且持续 3 个月以上的情况。

小儿遗尿症分为原发性和继发性。原发性遗尿是指儿童从婴儿期开始持续尿床，没有连续 3 ~ 6 个月不尿床的记录；而继发性遗尿是指儿童已停止尿床超过 6 个月，却突然又出现尿床的问题。

原发性遗尿患儿会在睡眠状态下把尿液排泄在床上，当事人不得而知或在梦中发生，醒后才知道。本型多表现为单纯性和持续性，即除尿床外无其他伴随症状，无器质性病变，理化检查均在正常范围内。小儿遗尿症绝大多数都是原发性的。

继发性遗尿患儿则不分白天夜晚、床上或非床上、清醒或非清醒状态，均可发生遗尿，除遗尿外还有其他明显症状和病理表现。本型多为器质性病变，如下尿路梗阻、膀胱炎、神经源性膀胱等。经过有效治疗后，遗尿的情况也可随着其他病变的好转而缓解。

据统计，5 岁儿童遗尿症的发病率约为 15.2%，7 岁儿童约为 8.4%，10 ~ 12 岁儿童约为 4.8%。

（二）为何儿童容易发生遗尿症

造成儿童尿床的原因有很多，主要有以下几个方面的原因。

1. 储存量少

儿童的膀胱容量较小，不够储存整晚的尿液。有研究显示，膀胱容量的发育（增加）有赖于夜间膀胱的充盈。目前通常认为膀胱容量小与遗尿症之间会互相影响。膀胱功能异常，如膀胱过度活动，没有达到膀胱的最大容量就排尿等，可导致其相对容量不足。

2. 尿得多

儿童的生长发育尚未完善，抗利尿激素分泌昼夜节律紊乱，而这种激素能够促进尿液浓缩。正常来说，夜间抗利尿激素分泌量增加，尿液浓缩，而遗尿症儿童夜间此激素分泌不足，因此，在夜晚会产生相对较多的尿液。

3. 叫不醒

在临床中，很多父母都说他们患遗尿症的孩子难以从睡梦中醒来。当然，重要的不是父母能不能叫醒小孩，而是"充盈的膀胱"能不能叫醒小孩。充盈的膀胱向大脑发送的信息不够强，不能把孩子叫醒，则会发生遗尿。学术界目前对睡眠和觉醒机制参与遗尿症的发病机制已达成共识。

4. 其他原因

先天性的骶椎裂、腰椎裂可引起遗尿，它们均属于脊柱先天性发育畸形。畸形组织会压迫和牵拉控制膀胱功能的神经根，进而导致机体丧失膀胱调控功能，引发各种类型的排尿功能障碍。另外，遗传因素也可能引起小儿遗尿，约62%的遗尿症患儿的父母或其他亲属曾有类似病史。此外，粪便堆积压迫膀胱，也容易引起遗尿。部分阻塞性睡眠呼吸暂停或重度打鼾可能与遗尿存在相关性，当气道阻塞被消除后，多数儿童的遗尿问题可改善。

（三）是不是孩子长大了遗尿症就会好

绝大部分患小儿遗尿症的儿童随着年龄的增长病情可以缓解，但是，也有小部分患儿长大后病情没有缓解，甚至加重。据统计，0.5%~2%的小儿遗尿症会持续至成年，在16岁以上的青少年中，约有1.1%的人患有遗尿症。

由此可见，不能盲目地认为孩子长大了遗尿症就会好。如果孩子患有原发性遗尿，各项检查都正常，则说明尿床主要是由控制排尿的功能发育迟滞引起的，属于功能性的、暂时性的，家长不必太过忧心，多数患儿可在几年内逐渐自愈。而少数患儿症状会持续至青春期，需要进行排尿训练或采用中西医结合的方法来进行治疗。如果孩子患有继发性遗尿，则需要进一步查明是全身性疾病还是泌尿系统疾病引起的。通常在原发性疾病得到有效治疗后，遗尿症状可自行缓解。

如果小儿遗尿问题持续存在，家长应主动带孩子进行检查和治疗，不能听之任之。

（四）小儿遗尿症对儿童健康有何危害

1. 影响心理健康

随着孩子逐渐长大，集体生活增多，频繁尿床会伤害到他们的自尊心，长期下去可能导致不良性格的形成。经常尿床的孩子多伴有注意力不集中、精神萎靡等问题，这可能会影响他们的大脑神经系统功能及发育。

2. 影响免疫功能

有研究指出，小儿遗尿症患儿免疫功能较差，容易感冒、发烧及感染各种传染病。

3. 影响生长发育

患遗尿症的孩子因为晚上经常被家长叫醒上厕所或换床单，精神上倍感压力，缺乏深睡眠，时间久了容易导致生长发育缓慢，其中偏矮、偏瘦以及虚胖等现象比较常见。尤其是到了青春期，如果遗尿症还没有消失，就会直接影响孩子第二性征的发育。

4. 影响智力发育

长期尿床还会影响儿童大脑的发育，导致患儿出现记忆力差、注意力不集中、多动和反应慢等症状。研究表明，遗尿症患儿的平均智商可能较正常儿童低 17%～23%。

二、小儿遗尿症的预防和治疗

（一）现代医学如何防治小儿遗尿症

1. 行为治疗

正确的排尿训练对遗尿的预防非常重要。排尿训练不当是引起小儿遗尿症的重要非病理因素之一。当小儿有自主排尿意识时就可以在日间不带尿布，这时应鼓励孩子自主排尿。有的家长为图方便，长期给孩子带尿布，或夜间给孩子接尿，久而久之，即使孩子可以自主排尿，也会养成随意排尿的习惯。

另外，不规范的排尿训练也可能导致一系列排尿问题。如夜里频繁叫醒孩子排尿，或者孩子尚未有自主排尿意识，就采用"把尿"的行为诱导排尿，这样膀胱未充分扩张就排尿不利于膀胱的发育。而强迫孩子排尿及不断提醒孩子排尿等行为可导致小儿对排尿产生抗拒心理，进而出现尿床的情况。

当孩子年满1周岁后，家长应定期训练孩子上厕所。当孩子能够顺利自主排尿时，家长应给予鼓励和称赞。儿童膀胱正常可容纳300毫升左右的尿液，白天可以训练孩子尽量延长两次排尿间隔时间，使膀胱容量逐渐增大，促使尿量储备增加。

2. 药物治疗

抗利尿药物有助于减少夜间尿液的产生。去氨加压素是目前治疗小儿遗尿症的一线药物，它是一种抗利尿激素合成类似物，可将夜间尿量减少至正常范围，通常用于夜尿多的儿童。该药物适用于6岁及以上人群，其对遗尿症的治愈率为30%，部分有效率为40%。建议在停药时逐渐减少剂量，以降低复发率。

3. 尿床报警器

遗尿报警器是一种通过条件反射训练来帮助儿童改善夜间遗尿的装置。其工作原理是将尿湿感应器置于儿童内裤上，当儿童尿湿内裤、尿湿感应器检测到尿液时，报警器就会发出声响唤醒儿童起床排尿，从而建立膀胱充盈与觉醒之间的条件反射。遗尿报警器主要由三部分组成，即湿度传感器、发射器和接收报警装置。遗尿报警器起效时间长，通常要持续使用8~10周才能见效。但部分患儿的觉醒阈值比较高，可能无法被警报声唤醒，针对这种情况，建议家长协助唤醒患儿进行夜间排尿。

使用建议：每周尿床≥2次且依从性较好的患儿可使用遗尿报

警器；每天晚上坚持使用；使用期间睡前无须限水，家长夜间也不应提前唤醒患儿。

不建议首次接受治疗的患儿同时使用遗尿报警器和去氨加压素。

（二）中医如何辨证治疗小儿遗尿症

中医学认为本病以虚证为主，实证较少，病位在肾与膀胱。肾阳不足，温煦和固摄功能不足，可使膀胱开阖失司，引起尿床。总的治则为温补下元、固摄膀胱，常采用温肾阳、益脾气、补肺气、醒心神、固膀胱等治法。

对于患有遗尿症的小儿，日常生活中应注意以下几个方面。

第一，夜间避免过食生冷。中医学认为，傍晚后自然界阳气渐衰，故建议晚餐不吃西瓜、葡萄、甜瓜、冷饮等寒凉食物，入睡前不饮水或进食液体食物。

第二，避免精神过度紧张。中医学认为"恐则气下"，孩子受到惊吓时，会不由自主地排尿。故睡前不要看惊险动画片、电视剧和电影等，不要玩激烈的游戏，避免过度兴奋。在孩子尿床后，切忌恐吓责骂，应安慰宽容，鼓励患儿消除害羞和紧张情绪，建立战胜疾病的信心。若孩子未尿床，则予以口头表扬或物质奖励。

第三，避免着凉。寒邪可阻遏机体阳气，使肾脏温煦功能失职，膀胱气化失司，故要注意为小儿保暖，尤其要注意足部和腰腹部的保暖。

1. 下元虚寒

临床表现：以夜间遗尿为主，熟睡时不易被叫醒，天气寒冷时加重，小便清长，面色少华，形寒肢冷，腰膝酸软，舌淡、苔薄白或白滑，脉沉细或沉弱。

治法：温补肾阳，固摄止遗。

方药：桑螵蛸散加减。

桑螵蛸8克，远志8克，莲子肉10克，龙骨10克，太子参12克，茯神10克，石菖蒲10克，当归8克，菟丝子10克，五味子 6 克, 山药 12 克。

食疗: 猪腰山药粥。

取猪腰 1 个, 山药 30g, 粳米适量。将猪腰和山药洗干净, 加入 2500 毫升清水与粳米, 煮沸后转小火继续炖煮 40 分钟, 煮成粥即可, 分次食用。

艾灸: 可以进行督脉灸, 也可以使用艾灸盆或艾灸盒对腹部和腰背部进行艾灸。操作时要注意避免烫伤。

小儿推拿: 具体操作如下。

(1) 补肾经, 2~3 分钟。

(2) 揉关元穴, 2~3 分钟。

(3) 揉气海穴, 2~3 分钟。

以上手法, 每日 1 次。

2. 肺脾气虚

临床表现: 以夜间遗尿为主, 小便清长, 可伴有白天尿频, 感冒后遗尿加重, 自汗, 动则多汗, 面色少华或萎黄, 神疲倦怠, 少气懒言, 纳呆, 大便溏薄, 舌淡或胖嫩、苔薄白, 脉弱或细弱。

治法: 补肺健脾, 固摄小便。

方药: 补中益气汤。

黄芪 10 克, 太子参 12 克, 炙甘草 3 克, 白术 10 克, 当归 9 克, 陈皮 5 克, 柴胡 9 克, 升麻 9 克, 大枣 2 枚。

食疗: 山药莲枣小米粥。

取山药 30 克, 莲子(去心)15 克, 大枣(去核)10 枚, 小米 50 克, 红糖少许。将以上食材一同放入砂锅中, 加入适量清水, 煮成粥即可, 分次食用。

艾灸: 可使用艾灸盒灸肺俞、脾俞、气海、关元、足三里、腰阳关等穴。

小儿推拿: 具体操作如下。

(1) 补脾经, 2~3 分钟。

(2) 补肺经, 2~3 分钟。

（3）推三关，2~3分钟。

以上手法，每日1次。

3. 脾肾两虚

临床表现：时有睡眠中遗尿，熟睡时不易被叫醒，尿清长，进食冷饮后遗尿加重，白天或有小便失禁，精神紧张时小便次数增多，自汗，动则多汗，面色萎黄或白，神疲乏力，纳呆，大便溏薄，舌淡，苔白，脉沉迟无力。

治法：健脾益肾，固摄缩尿。

方药：六君子汤合缩泉丸加减。

太子参12克，茯苓10克，山药15克，白术10克，陈皮6克，砂仁8克（后下），炙甘草5克，枸杞子10克，菟丝子10克，覆盆子9克，五味子6克。

食疗：五指毛桃粥。

取五指毛桃15克，粳米100克。将五指毛桃和粳米洗净，一同放入砂锅中，煮成粥即可，分次食用。

艾灸：可使用艾灸盒灸关元、中极、脾俞、膀胱俞、肾俞、三阴交、命门等穴。

小儿推拿：具体操作如下。

（1）捏脊，3~5次。

（2）推七节骨上，2~3分钟。

（3）按揉肾俞穴，2~3分钟。

以上手法，每日1次。

4. 心肾不交

临床表现：以夜间遗尿为主，夜寐难醒，五心烦热，性情急躁，多动少静，注意力不集中，记忆力差，形体消瘦，夜卧不安，多梦，呓语，易哭易惊，盗汗，舌红、苔少，脉细数或沉细数。

治法：清心滋肾，安神固脬。

方药：交泰丸合导赤散加减。

黄取连3克，肉桂1.5克（后下），生地黄6克，木通6克，竹叶 5 克，生甘草 5 克。

食疗：莲子粳米粥。

取莲子（去心）30 克，芡实 15 克，茯苓 20 克，粳米 50 克。将莲子肉、芡实、茯苓洗净，与粳米一同放入砂锅中，煮成粥即可，分次食用。

艾灸：可使用艾灸盒灸涌泉、关元、肾俞、内关、三阴交等穴。

小儿推拿：具体操作如下。

（1）揉外劳宫，2~3 分钟。

（2）按揉三阴交穴，2~3 分钟。

（3）按揉三焦俞穴，2~3 分钟。

以上手法，每日 1 次。

每到夏季总是发热——小儿不适应暑热天气引起的夏季热

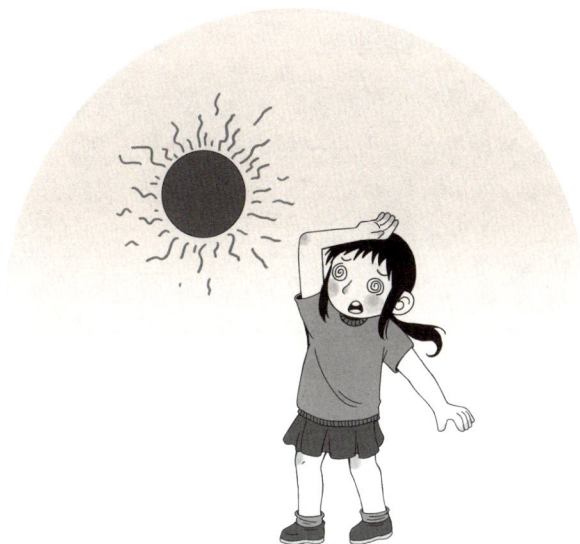

一、小儿夏季热不是感染性疾病

小儿夏季热，又名暑热症，是指在夏季气温较高时，特别是温度超过38℃时，小儿出现的一种发热性疾病。其临床表现主要为发热、口渴、多尿、少汗或无汗，其他症状不明显，精神尚可，食欲稍差。本病一般无须特殊治疗，天气凉爽或将小儿转移到凉爽的环境下，症状自然会消失。

小儿夏季热主要发生在我国南方地区，以 5 岁以下的婴幼儿为多见，发病时间多集中在 6—8 月。其发病与气候炎热有密切关系，气温越高，发病人数越多，但在秋凉以后，症状多能自行消退。

小儿夏季热不是感染性疾病，严格来说，它甚至不属于疾病。其发生的主要原因是小儿身体发育不完善，体温调节功能较差，不能很好地维持正常产热、散热的动态平衡，以致排汗不畅，身体散热慢，难以适应夏季酷暑环境。

（一）如何诊断小儿夏季热

小儿夏季热是婴幼儿在酷暑时节多发的一种发热性疾病，但其没有明确的诊断标准。若小儿在夏季出现反复发热，热型不固定，伴口渴，多饮，尿多，汗少，甚则无汗，精神状态略显疲倦，且无其他症状，则应考虑本病的可能性。

在临床中需要注意小儿上呼吸道感染与本病的鉴别。前者使用退热药后，孩子仍有反复低热、出汗的表现，且通常会伴有咽痛、头痛、咳嗽、咯痰等症状；后者则仅有食欲和精神状态受到影响，无其他并发症。

（二）小儿夏季热有何危害

小儿夏季热虽然在严格意义上讲不归属于疾病范畴，但若长期发热、缠绵日久，则对小儿的身体消耗较大，影响身体健康。有的患儿在得过夏季热后，接下来的两三年也可能会继续出现夏季热，但症状会逐年减轻。

1. 食欲下降

体内水分因发热消耗，使得消化液分泌减少，从而引起消化功能减弱和食欲下降。

2. 影响睡眠

发热可能会导致脑血管扩张，增加血液供应，使身体处于兴奋状态，进而影响睡眠。

3. 营养不足

发热时新陈代谢加快，能量消耗增加，容易使人出现乏力等症状。另外，过度出汗容易导致水、无机盐、水溶性维生素及可溶性含氮物等大量流失，影响身体对营养的吸收。

二、小儿夏季热的预防和治疗

（一）现代医学如何防治小儿夏季热

现代医学认为小儿夏季热不属于疾病，是一种正常的生理现象，实质上是小儿对炎夏酷暑天气的障碍反应。小儿夏季热通常出现在上午，下午小儿体温会逐渐降低，在夏季过后恢复正常。因此，如果孩子出现了夏季热的症状，一般不需要进行特殊治疗，做好以下护理措施即可。

1. 保持室内凉爽

保持室内环境的凉爽和通风，可以使用风扇或空调来调节室温。避免长时间直接暴露在阳光下，避免剧烈运动和暴露在高温环境中，尽可能安排室内活动。

2. 穿着适当

让孩子穿着透气、轻便、柔软、宽大的衣物，以促进散热和汗液蒸发。不可以采用捂汗的方法退热。

3. 及时补充体液

发热会使小儿体内的水分流失加快，因此应给孩子多喝温开水，或吃一些含水量较多的水果，如西瓜、雪梨等。

4. 合理膳食

饮食宜清淡、易消化，尽量避免给孩子吃油腻和刺激性食物，适当多摄取高蛋白、高维生素且易于消化的流质或半流质食物，如牛奶、蛋、肉、新鲜蔬菜和水果等。适当给孩子补充含卵磷脂、脑磷脂、神经脂和微量元素锌的食物，如蛋黄、瘦肉、鱼等，以增强营养，促进脑神经系统的健康发育和完善。

5. 预防感染

对于出汗过多的孩子，应勤洗澡、换衣服和尿布，使其皮肤保持清洁。若患儿少汗或无汗，可给其进行温水浴，水温控制在34~36℃，每日1~3次，以使皮肤血管扩张，易于散热。同时，要注意保暖，避免孩子着凉感冒。

（二）中医如何辨证治疗小儿夏季热

中医学认为婴幼儿气血未充，脏腑娇嫩，本就是纯阳之体，再加上夏季气候炎热，夏季在五行中属火，暑邪容易侵袭人体，肺受暑热熏蒸，津液耗伤，故见发热、口干、多汗或无汗等症。中医药防治本病效果较好。

1. 暑伤肺胃

临床表现：身热持续不退，气温越高，发热越高，神疲肢倦，烦渴喜饮，皮肤干燥灼热，无汗或少汗，小便清长或淡黄，烦躁，口唇干燥，舌红、苔黄，脉虚数无力。

治法：清热解暑，益气生津。

方药：王氏清暑益气汤加减。

西洋参5克，石斛12克，麦冬9克，黄连3克，竹叶5克，荷梗5克，知母6克，甘草3克，西瓜翠衣20克。

食疗：二叶太子粥。

取淡竹叶5克，鲜荷叶半张或1张，太子参10克，大米30克。将中药材洗净，放入药罐中，加适量清水，浸泡5~10分钟后，水煎取汁，同大米煮成粥。每日1剂，早晚各服1次，连服3~5日。

小儿推拿：具体操作如下。

（1）清天河水，2~3分钟。

（2）清大肠经，1~3分钟。

（3）清肺经、胃经，各1分钟。

（4）头面四大手法，共 5 分钟。

以上手法，每日 1 次。

2. 暑湿交阻

临床表现：身热持续不退，汗出不畅，头重脘痞，烦渴欲饮，小便短黄，大便不调，腹胀时呕，舌苔黄腻，脉濡数。

治法：清热祛暑兼化湿。

方药：白虎加苍术汤加减。

石膏 15 克，知母 12 克，甘草 6 克，粳米 15 克，苍术 9 克，柴胡 6 克，防风 3 克，黄柏 3 克。

食疗：香荷石斛粥。

取香薷 5 克，木棉花 15 克，鲜荷叶 1 张，大米 30 克。将诸药洗净，放入药罐中，加适量清水，浸泡 5 ~ 10 分钟后，水煎取汁，加入大米煮成粥。每日 1 剂，连服 3 ~ 5 日。

小儿推拿：具体操作如下。

（1）清天河水，2 ~ 3 分钟。

（2）清大肠经、小肠经，各 1 分钟。

（3）掐揉板门，10 次。

（4）拿肩井与风池穴，各 1 分钟。

以上手法，每日 1 次。

孩子睡觉时汗多是病吗
——影响生活品质的盗汗

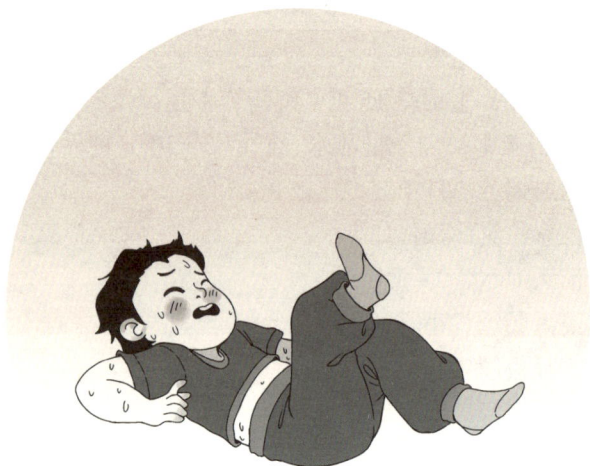

一、什么是小儿盗汗

小儿盗汗（也称夜间盗汗），是指儿童在睡眠期间出现过度出汗的情况，通常会导致床单和衣物湿透。中医把表现为异常出汗的病症统称为汗证。其中，表现为白昼时时汗出，动辄益甚者，称为自汗；而寐中汗出，醒来自止者，称为盗汗，亦称寝汗。盗汗通常发生于夜间，有如盗贼，因此得名"盗汗"。盗汗既可以单独出现，也可以是其他疾病的伴随症状。

（一）小儿盗汗是一种疾病吗

在儿童时期，盗汗现象十分常见。在现代医学中，盗汗通常被视为一种症状，而不是独立的疾病。它可以是多种潜在健康问题的表现，如感染性疾病、药物反应、佝偻病等。譬如，小儿服用退烧药后出现盗汗就十分常见。如果仅单独出现盗汗而无其他异常表现，则多是由自主神经功能紊乱引起的。随着小儿年龄的增长，盗汗会逐渐好转并痊愈。因此，小儿盗汗作为一种症状，如果症状轻微，可以不用理会；如果盗汗严重，则需要由医生进行医学评估和检查，以确定潜在的病因。

中医学认为，小儿有脏腑柔弱、易虚易实、易寒易热的特点，若先天禀赋不足，或后天失养，导致脏腑阴阳不平衡，体质发生偏颇，则容易出现盗汗。如阴虚阳盛，卧时阴阳气交，阳加于阴，阴津蒸腾则汗出。或因先天不足，或因病后气虚不能固摄，或因病后余热未清，饮食积滞郁而化热，内热蒸腾成汗等。隋代医学家巢元方指出："小儿有血气未实者，肤腠则疏。若厚衣温卧，腑脏生热，蒸发腠理，津液泄越，故令头身喜汗也。……小儿阴阳之气嫩弱，腠理易开，若将养过温，因睡卧阴阳气交，津液发泄，而汗自出也。"

（二）小儿盗汗有什么危害

虽然小儿盗汗本身通常不会造成严重的生理问题，但它可能会影响孩子的睡眠质量和生活品质。

1. 睡眠质量下降

盗汗可能导致孩子睡眠不安稳，频繁醒来，从而影响睡眠的质量和持续时间。长此以往，可能导致疲劳、注意力不集中等问题。

2. 情绪和心理影响

频繁盗汗可能会影响孩子的情绪状态，使其易怒、焦虑或情绪低落。长期不适可能对孩子的心理健康产生负面影响。

3. 生活质量下降

盗汗可能导致孩子感觉不适和尴尬，影响其日常生活和社交活动。孩子可能会选择避免参加某些活动，以防别人发现他们的盗汗问题。

4. 体重减轻和营养不良

严重盗汗可能导致体重减轻和营养不良，因为过度出汗会导致水分和电解质流失，影响孩子的营养吸收。

如果孩子频繁出现盗汗的情况，建议家长向医生咨询，进行相应的评估和治疗，以帮助孩子改善睡眠质量和生活状态。

（三）小儿盗汗是否需要治疗

由于盗汗既可以是独立的病症，又可以是其他疾病（如佝偻病、结核病、自主神经功能紊乱等）的伴随症状，故对于盗汗需要综合判断，排除继发于其他疾病的盗汗。当盗汗作为独立的病症存在时，其属于中医学"汗证"范畴，是由于阴阳失调、腠理不固而致汗液外泄的病症。

小儿盗汗很常见，家长们不用过于担心。首先，要排除外界因素的影响，如劳累、炎热、衣着过暖、服用发汗药等，这时只需要改善外因就可以了。中医学认为，小儿体质"阳常有余，阴常不足"，因此在夜间刚入睡时往往会有轻微汗出的表现，这属于正常现象。护理时要注意，在孩子刚入睡时不要穿得太厚，或者盖太厚的被子，等孩子睡稳后再适当加衣被，这样可以避免盗汗的发生。如果孩子整晚出汗，甚至大汗淋漓，全身湿透，需要更换数次衣服，这样则属于病理性盗汗，需要进行治疗。

二、小儿盗汗的预防和治疗

（一）现代医学如何防治小儿盗汗

针对单纯的盗汗症状，现代医学没有特效治疗药物，常采用中医药辨证治疗，效果较好。对于由其他疾病引起的盗汗，主要通过治疗原发性疾病来改善盗汗症状。

预防小儿盗汗主要通过维护孩子的健康和营养平衡，以及创造一个舒适的睡眠环境来实现。

1. 保持适宜的室温和湿度

确保孩子的睡眠环境舒适，室温不宜过高或过低，并保持适宜的空气湿度，避免过度干燥或潮湿。

2. 规律睡眠

帮助孩子建立健康的睡眠习惯，包括固定的睡觉时间和起床时间。规律睡眠可以帮助孩子更好地适应生物钟，减少睡眠不足的可能性。

3. 舒适的床上用品

建议使用舒适、透气的床上用品，避免使用过于厚重或不透气的被子和床垫，以降低过度出汗的可能性。

4. 注意饮食健康

给孩子提供营养均衡的饮食，包括多样化的蔬菜、水果、全谷物、蛋白质食品等，避免过多食用刺激性食物和饮料。

5. 保持适量的水分摄取

确保孩子在白天摄取足够的水分，但在临睡前要避免大量饮水，以降低夜间过度出汗的可能性。

6. 保持良好的个人卫生习惯

帮助孩子养成良好的个人卫生习惯，定期洗澡，出汗后及时更换衣物或用干毛巾擦干身体，保持身体清洁干燥。

7. 及时处理潜在的健康问题

如孩子出现发热、感染等情况，应及时就医，防止因潜在的健康问题导致盗汗。定期体检，确保孩子身体健康。及时发现和处理潜在的健康问题。

以上建议有助于预防小儿盗汗的发生，但如果孩子出现频繁或持续盗汗的情况，建议及时咨询医生，进行评估和治疗。

（二）中医如何辨证治疗小儿盗汗

中医学认为盗汗的病因以阴虚、血虚为主。肺卫不固证，多汗以头、颈、胸、背部为主；营卫失调证，多汗而抚之不温；气阴两虚证，汗出遍身而伴虚热征象；湿热迫蒸证，则汗出肤热。汗证以虚为主，因此补虚是其基本治疗原则。

1. 肺卫不固

临床表现：以自汗为主，或伴盗汗，以头、颈、胸、背部汗出明显，动则尤甚，神疲乏力，面色少华，平时易患感冒，舌淡、苔薄白，脉细弱。

治法：益气固表。

方药：玉屏风散合牡蛎散加减。

黄芪 12 克，白术 10 克，防风 5 克，煅牡蛎（先煎）15 克，浮小麦 15 克，麻黄根 6 克。

婴幼儿剂量酌减。

食疗：山药粥。

取山药 15 克，白扁豆 15 克，粳米 50 克。将山药、白扁豆焙干，研为细末，过 100 目筛，与粳米同熬成粥。

小儿推拿：具体操作如下。

（1）补肺经，1~3 分钟。

（2）补脾经，1 分钟。

（3）补肾经，1~3 分钟。

以上手法，每日 1 次。

药物穴位贴敷疗法：取中药五倍子 100 克，糯稻根 100 克。上药磨粉后密封保存。每晚睡前，取 20 ~ 30 克药粉，用少许水搅拌成糊，敷在涌泉穴处，固定后，再按摩局部 30 分钟，早上洗去。一般连续敷药 3 ~ 7 次。

2. 营卫失调

临床表现：以自汗为主，或伴盗汗，汗出遍身，抚之不温，畏寒恶风，不发热，或伴有低热，精神疲倦，胃纳不振，舌淡红、苔薄白，脉缓。

治法：调和营卫。

方药：黄芪桂枝五物汤加减。

黄芪 9 克，桂枝 9 克，芍药 9 克，生姜 18 克，大枣 10 枚。

食疗：银耳红枣汤。

取银耳 15 克，大枣 2 枚，冰糖适量。将银耳泡发，撕成小朵；大枣洗净。将银耳和大枣一同放入锅中，加适量水，大火煮沸后转小火煮至银耳软烂，再加入冰糖煮至溶化即可。

小儿推拿：具体操作如下。

（1）补脾经，3 分钟。

（2）补肾经，3 分钟。

（3）补肺经，3 分钟。

以上手法，每日 1 次。

3. 气阴两虚

临床表现：以盗汗为主，常伴自汗，形体消瘦，汗出较多，精神萎靡不振，心烦少寐，寐后汗多，或伴低热，口干，手足心灼热，哭声无力，口唇淡红，舌淡、苔少或见剥苔，脉细弱或细数。

治法：益气养阴。

方药：生脉散合当归六黄汤加减。

太子参 15 克，五味子 9 克，麦冬 10 克，黄芪 10 克，当归 6 克，生地黄、熟地黄、黄柏各 9 克，黄连 6 克，黄芩 9 克。

婴幼儿剂量酌减。

食疗：枸杞山药粥。

取枸杞子 10 克，山药 15 克，糯米 50 克。先将药材洗净，糯米淘洗干净。然后将枸杞子、山药和糯米一同放入锅中，加适量水，煮至米烂粥稠即可。

小儿推拿：具体操作如下。

（1）清补肾经，2 分钟。

（2）揉二马穴，1~2 分钟。

（3）横擦八髎穴，2 分钟。

以上手法，每日 1 次。

药浴：取浮小麦 50 克，麻黄根 50 克。上药煮水 1000 毫升，加入洗澡水中，泡浴 5~10 分钟，每日 1 次。

4. 湿热迫蒸

临床表现：汗出过多，以额部、胸部为甚，汗出肤热，汗渍色黄，口臭，口渴不欲饮，小便色黄，舌红、苔黄腻，脉滑数。

治法：清热泻脾。

方药：泻黄散。

藿香 5 克，栀子 5 克，石膏 15 克，甘草 3 克，防风 5 克。

食疗：木棉花眉豆汤。

取木棉花干 15 克，土茯苓 15 克，眉豆 15 克，瘦肉 300 克，蜜枣 1 枚，生姜 1 块。将木棉花干、土茯苓、眉豆、蜜枣洗净后，提前浸泡。瘦肉洗净后切块，余水捞起，冲去浮沫。生姜去皮，拍扁。将全部材料放进汤煲中，加入清水，大火煮沸后转小火煲 45 分钟，调味后饮汤吃料。

小儿推拿：具体操作如下。

（1）清天河水，2 分钟。

（2）清肺经、肾经，各 1 分钟。

（3）退六腑，2 分钟。

以上手法，每日 1 次。

育儿经

之

行为疾病防治篇

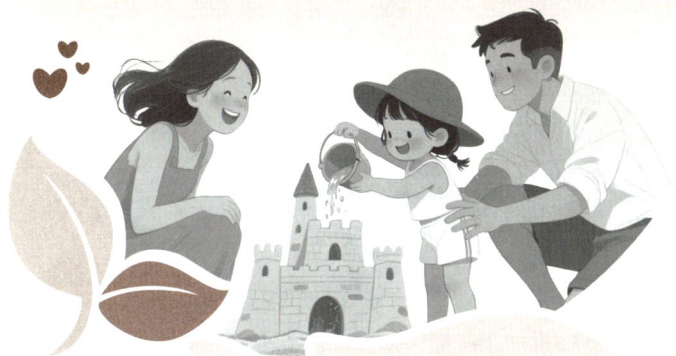

怪叫、挤眉弄眼非捣蛋
——易被错怪的抽动障碍

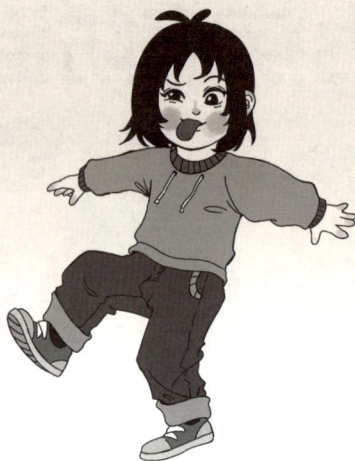

一、发病率逐年上升的抽动障碍

　　抽动障碍（tic disorder，TD）是一种起病于儿童时期，以抽动为主要表现的精神疾病，也是一种相对较常见的神经系统疾病。本病的主要临床表现为在无意识控制的情况下产生多种突然发生的、快速的、反复的、刻板的动作或声音，包括眨眼、扭曲面部、耸动肩膀、摆动头部、咳嗽或发出其他声音。这些不自主运动被称为抽动。

在全球范围内，抽动障碍的发病率在 1%～3%，但其确切的发病率会因地区和人群不同而异。据统计，我国抽动障碍的患病率与发病率分别在 5‰～11‰和 1% 以上，且呈逐年上升趋势。抽动障碍的发病率在不同年龄段也有所不同，其在儿童和青少年时期较为常见，病情通常在 10～12 岁最严重，而在成年后发病率相对较低；男孩的发病率是女孩的 3～5 倍。

（一）抽动障碍有哪些表现

1. 运动抽动

面部抽动：常表现为频繁皱眉、张口、歪头等不自主的面部肌肉运动。

眨眼和瞪视：频繁眨眼或长时间瞪视。

肩部耸动：肩膀频繁抬起。

颈部扭动：颈部出现不自主的扭动动作。

肢体动作：可能出现频繁摆动手臂、拍打物体、蹬腿等动作。

2. 声音抽动

患儿会频繁咳嗽，或喉咙发出奇怪的咯吱声，或重复他人说的话，或一直重复某个词或句子。

3. 其他异常表现

患儿的注意力难以集中，经常处于不安静的状态，表现出强迫性的思维和动作，并且对自己的行为感到困扰和焦虑。

（二）抽动障碍有什么危害

很多家长认为抽动障碍是一种神经反应或恶作剧，是无害的，不需要治疗。在我国，抽动障碍的就诊率不足 1%，接受治疗的患儿更是寥寥无几。

抽动障碍可能会对青少年和儿童造成多方面的危害，包括但不限于以下几个方面。

1. 社交和学业影响

抽动障碍可能影响患儿的社交互动和学业表现。抽动症状可能导致患儿在学校或社交场合遭受排挤或歧视，影响他们的人际关系和学业表现。

2. 心理健康问题

抽动障碍的症状容易被外界误解，因此患者可能出现自尊心受损和心理问题。长期遭受社会排斥和负面反馈可能引发焦虑、抑郁等心理问题。

3. 生活质量下降

抽动症状可能对患者的生活质量造成负面影响。持续的抽动动作或声音可能使患者感到疲劳和不适，进而影响他们的日常活动和睡眠质量。

4. 社会功能障碍

严重的抽动障碍可能导致社会功能障碍，使患者难以适应日常生活和社会交往，包括对就业的影响和社交活动的限制等。

5. 对家庭的影响

抽动障碍不仅会对患儿本人造成影响，还可能给其家庭带来压力和影响。家庭成员可能需要花费更多的时间和精力来照顾患儿，同时面临与外界沟通和解释的挑战。

（三）引起抽动障碍的原因有哪些

抽动障碍是一种神经发育障碍性疾病，其发病机制可能是遗传、神经发育异常、心理和环境等因素共同作用的结果。

1. 遗传因素

抽动障碍有较显著的遗传性，有明显的家族聚集现象，遗传度高达 77%，但未鉴定出明确的易感基因。

2. 神经发育因素

抽动障碍与多种神经化学和神经递质异常有关，如多巴胺能、肾上腺素能、γ-氨基丁酸能和谷氨酸能通路等。另外，抽动障碍还可能与中枢神经系统结构的异常有关，如皮质–纹状体–丘脑–皮质环路的共同神经发育异常。

3. 心理和环境因素

一些外界刺激和环境因素可能引发或加重抽动障碍的症状。例如，焦虑、紧张、压力和刺激物等都可能对抽动障碍产生影响。

4. 其他

有研究表明，一些微量元素的异常与抽动障碍有关，如锌、铁等元素的缺乏和铅元素蓄积。还有人认为本病的发生可能与 A 组 β 型溶血性链球菌感染等引起自身抗体形成有关。

（四）抽动障碍的预后如何

抽动障碍最大的危害在于它的共患病。超过 50% 的抽动障碍患儿合并一种或多种行为障碍，其中，共患注意力缺陷多动障碍的比例高达 66%；强迫障碍患病率为 35%，此类患儿更容易出现特质焦虑和抑郁。

儿童抽动障碍的预后与共患病、抽动严重程度等因素有关。大多数患儿预后良好。随着年龄的增长和大脑发育的逐渐完善，抽动障碍症状可能减轻或缓解。约半数的儿童在成年后症状可自行消失，约 32% 的患儿预后不良。

因此，对于患有抽动障碍的青少年和儿童来说，及早诊断、治疗和支持至关重要，这有助于他们应对症状、提高生活质量并促进健康发展。

二、抽动障碍的预防和治疗

（一）现代医学如何防治抽动障碍

1. 现代医学如何治疗抽动障碍

（1）心理治疗

心理治疗是临床上治疗抽动障碍最常用的辅助治疗手段。对于轻症患儿，可只进行心理行为治疗。抽动障碍不仅会损害患儿的身体健康，还会影响其心理健康，导致生活质量严重下降。

除抽动症状外，注意缺陷多动障碍（attention deficit hyperactivity disorder，ADHD）、强迫症（obsessive-compulsive disorder，OCD）等神经精神共患病可能导致严重的心理问题，它们造成的危害甚至超过了抽动障碍本身。因此，要消除患儿的困惑和担心，告知它们抽动障碍会导致不适，但多数症状会在青春期后逐渐消失，即使不能痊愈，遗留的症状也不会影响正常的工作和学习。

（2）行为干预

行为干预主要包括正性强化、暴露和阻止应答、消退法、密集练习、放松训练、自我监督和认知行为治疗等。行为干预可引导患儿清晰地认识到身体各个部位的抽动表现，使其对自身的抽动情况有基本认识，对后续沟通与遵医嘱进行规律治疗有较大帮助。虽然行为干预难以完全控制抽动症状，但能够有效改善抽动患儿的生活质量。然而，行为治疗的实际操作缺乏标准化，目前普及率较低，不能作为非药物治疗的首选方案。具体的干预方案可以与主管医师商议确定，要注意结合患儿的性格特点、疾病的严重程度以及家属的期望值等方面。

（3）药物治疗

针对心理治疗、行为干预等非药物治疗手段无法控制抽动症状的患儿，常采取药物协同治疗。目前用于治疗抽动障碍的药物主要通过调节中枢神经递质失衡来发挥作用。

典型抗精神病药：目前国内常用的一线药物为硫必利和舒必利。它们均属于多巴胺 D_2 受体阻滞剂，可有效抑制神经突触多巴胺活动过度或降低多巴胺受体敏感性，从而有效控制抽动症状，有利于恢复感觉神经和运动神经功能、改善语言行为障碍等。其中，硫必利常作为首选药物，其半衰期长，被广泛应用于儿童抽动障碍的治疗。它不仅可以减轻抽动症状，还可以改善脑功能，但临床实践表明，长期使用硫必利，患儿易产生耐药性，且不良反应较多，如头晕、嗜睡、不能久坐、恶心等。另有研究显示，盐酸硫必利联合维生素B_{12}治疗抽动障碍效果更显著，这可能与维生素B_{12}的药理作用有关。

非典型抗精神病药：代表药物为阿立哌唑。阿立哌唑是喹啉酮类衍生物，既可作为抗多巴胺突触后受体的拮抗剂，也可作为多巴胺突触前自身受体的激动剂，可维持多巴胺浓度处于相对稳定的状态，有效降低抽动症状发生的频率。其治疗效果呈剂量依赖性，可改善抑郁、兴奋、谵妄等状态，进而改善抽动症状。阿立哌唑也可用于治疗儿童精神发育迟滞及孤独症。

α受体激动剂：代表药物为可乐定。可乐定为α_2-肾上腺素受体激动剂，可直接影响多种神经递质，如多巴胺、5-羟色胺等的活性。小剂量可乐定的主要作用为抑制末梢神经释放去甲肾上腺素，减轻抽动症状，其作用与氟哌啶醇相似，也可改善注意力缺陷。可乐定透皮贴片通过皮肤吸收而发挥药效，避免了口服经消化道吸收而降低药效，大多数患儿的依从性较好，配合度高，且血药浓度较恒定，是多数低龄患儿的首选用药。

抗癫痫药物：代表药物为托吡酯。其作用机制为减少血浆中谷氨酸和天冬氨酸浓度，进而降低氨基酸兴奋性，减少神经元过度放电，从而改善患儿的抽动症状。目前该药已用于儿童抽动障碍的短期治疗中。

2. 家长如何帮助患抽动障碍的孩子

在儿童抽动障碍的治疗过程中，家长发挥着至关重要的作用。那么，家长们可以做些什么呢？

（1）创造一个和谐的家庭氛围

避免争执、吵闹、家庭暴力等现象发生，防止因家庭因素使孩子产生焦虑、紧张等负面情绪。有时候家庭中的争吵不可避免，但应尽量避开小孩，事后也应该及时给小孩进行心理疏导，减少因争吵带来的不良影响。

（2）保持对该病的关注和相关知识的学习

了解疾病的性质以及症状波动的原因。家长应明白抽动障碍是一种疾病,抽动行为是不自主的,责骂只会让病情加重。在日常生活中,家长应该细心留意小孩抽动症状在什么时候出现、加重,然后进行规避。加重抽动症状的常见因素包括压力、焦虑、愤怒、惊吓、兴奋、疲劳、感染和被提醒;减轻抽动症状的常见因素包括注意力集中、放松、情绪稳定和睡眠。运动,特别是精细运动,如舞蹈或体育运动,通常也可减轻抽动症状。

(3)适当无视

对于孩子的抽动行为不要刻意阻止,反复提醒往往会使病情加重。另外,要注意,有些家长过度紧张,可能导致孩子误以为自己得了重病,从而在无形中将自己定位为"病人",变得任性、易激惹、难以管教。家长要放松心态,传达给孩子这样一种观念:抽动是一种病,就像感冒咳嗽一样,积极治疗就能康复。

(4)科学安排饮食

多食用绿色健康的食品,尽量避免食用含咖啡因、食用色素以及含铅量高的食物,如膨化食品、方便面、饮料、西式快餐等。

(5)鼓励和引导孩子多参加游戏和活动,转移注意力

鼓励孩子发展至少一种体育运动。运动可以促进大脑发育,还能增强体质。研究表明,减少呼吸道感染发作次数也可以改善抽动症状。

(二)中医如何辨证治疗抽动障碍

中医治疗抽动障碍以八纲辨证为主,同时结合脏腑辨证,分清虚实和所累及脏腑。就虚实而言,起病较急、病程较短、抽动频繁有力者,属实,多由肝郁化火或痰火扰心所致;而起病较缓、病程较长、抽动无力、时作时止者,属虚或虚实夹杂,常由脾虚或阴虚所致。根据辨证,各随其宜,实证治宜清肝泻火,豁痰息风;虚证治宜滋肾补脾,柔肝息风。

1. 肝风内动

临床表现:多表现为抽动频繁有力,挤眉弄眼,面部抽动明

显，烦躁易怒，噘嘴喊叫，声音高亢，摇头耸肩，面红目赤，大便秘结，小便短赤，舌红、苔黄，脉弦数。

治法：清肝泻火，息风镇惊。

方药：天麻钩藤饮加减。

天麻10克，钩藤12克（后下），石决明12克（先煎），栀子9克，黄芩9克，川牛膝12克，杜仲9克，益母草9克，桑寄生9克，首乌藤9克，茯神9克。

食疗：天麻鱼头汤。

取天麻10克，生姜2片，鱼头1个。先将上述食材洗净。将鱼头和生姜放入锅中，小火煎至微黄，加适量清水，再加入天麻，大火煮开，然后小火煮20～30分钟，去渣饮汤即可。

小儿推拿：具体操作如下。

（1）揉按四神聪、太冲、风池、百会等穴位，配穴取印堂、迎香、地仓、内关、丰隆、神门等穴位。

（2）心肝同清，3～5分钟。

（3）清天河水，2分钟。

（4）横擦心俞穴，以局部微微发热为宜。

以上手法，每日1次。

2. 痰火扰心

临床表现：头面、躯干、四肢肌肉抽动，频繁有力，喉中痰鸣，怪声不断，或口出异声秽语，烦躁口渴，睡眠不安，便秘溲赤，舌红、苔黄腻，脉滑数。

治法：泻火涤痰，清心安神。

方药：黄连温胆汤加减。

黄连6克，半夏10克，茯苓10克，枳壳10克，陈皮6克，竹茹10克，石菖蒲10克，远志10克，茯神10克。

食疗：夏枯草饮。

取夏枯草10克，菊花5克，蜜枣1枚。将上述食材洗净，加适量清水大火煮开，然后小火煮20～30分钟，去渣饮汤即可。

小儿推拿：具体操作如下。

（1）调五脏，左右手各 5 遍。

（2）掐揉内劳宫，手法为揉 3 掐 1，10 遍。

（3）揉掌小横纹，1 分钟。

以上手法，每日 1 次。

3. 脾虚肝旺

临床表现：腹部抽动明显，抽动无力，时发时止，时轻时重，喉中吭吭作响，面色萎黄，精神疲惫，食欲不振，睡卧露睛，舌淡、苔白或腻，脉沉弦无力。

治法：益气健脾，平肝息风。

方药：缓肝理脾汤加减。

桂枝 9 克，党参 15 克，茯苓 15 克，炒白术 15 克，炒白芍 9 克，炒山药 15 克，炒白扁豆 15 克，炙甘草 6 克，陈皮 6 克，煨姜 3 片，大枣 3 枚。

食疗：扁豆粥。

取大米 100 克，白扁豆 20 克，山药 20 克。将上述食材洗净，加适量清水大火煮开，然后小火煮 30～40 分钟，至豆子软烂即可。

小儿推拿：具体操作如下。

（1）捏脊，7～20 次。

（2）分推腹阴阳，10～20 次。

（3）揉足三里穴，3 分钟。

以上手法，每日 1 次。

4. 阴虚风动

临床表现：耸肩摇头，肢体震颤，筋脉拘急，咽干清嗓，挤眉弄眼，性情急躁，口出秽语，睡眠不安，形体消瘦，五心烦热，大便干结，舌红绛、苔光剥，脉细数无力。

治法：滋阴潜阳，柔肝息风。

方药：大定风珠加减。

白芍 15 克，生地黄 15 克，龟板 15 克，鳖甲 15 克，五味子 9

克，全蝎3克，炙甘草6克，麦冬15克，生牡蛎15克，地龙15克，阿胶10克，火麻仁10克，山茱萸15克。

食疗：枸杞子菊花茶。

取枸杞子10克，菊花10克。将上述食材洗净，加适量清水大火煮开，代茶饮用即可。

小儿推拿：具体操作如下。

（1）头面四大手法，共5~8分钟。

（2）点揉三阴交穴，2分钟。

（3）推天柱骨，令局部皮肤潮红。

以上手法，每日1次。

孩子坐不住，可能患病了
——警惕注意缺陷多动障碍

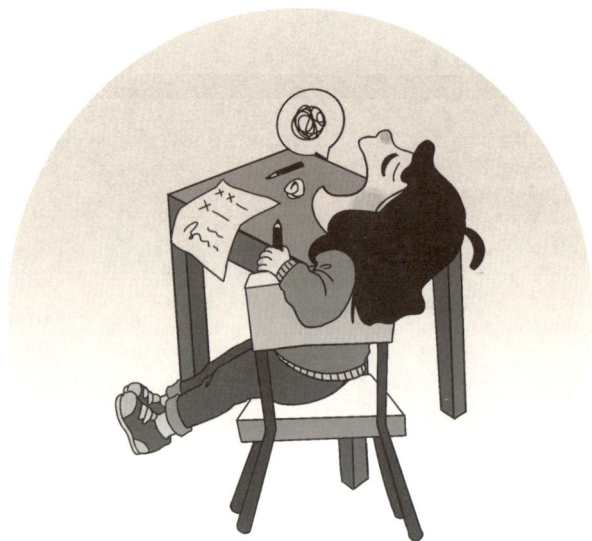

一、容易被误解为调皮捣蛋的注意缺陷多动障碍

　　注意缺陷多动障碍（attention deficit hyperactivity disorder，ADHD）是一种常见的神经发育障碍，主要表现为注意力不集中、多动和冲

动行为。患儿常表现为注意力难以长时间集中，容易分心，做事草率、冲动，且活动过度。

ADHD 可能对孩子产生终身影响，但影响的程度取决于多种因素，包括病情的严重程度、是否得到及时和有效的治疗以及环境支持等。如果未得到充分的管理，ADHD 可能会影响学习表现、人际关系、情绪调节和自我管理能力等，甚至在成年后增加焦虑、抑郁和成瘾行为的发生风险。

然而，通过早期干预、持续治疗和适当支持，许多患有 ADHD 的孩子能够掌握有效的应对策略，拥有成功且充实的人生。因此，尽早识别并科学管理 ADHD 至关重要，这是帮助孩子最大限度发挥潜力的关键所在。

（一）如何识别孩子是否患上了注意缺陷多动障碍

孩子经常因一些小事与同学发生冲突，情绪易激惹，处理事情易冲动，没有耐心；上课难以安坐在座位上，经老师提醒后仍然经常在课堂上离开座位；经常打断老师、家长或同学说话；作业难以完成，令老师和家长头痛不已；学习成绩不佳……

如果孩子出现上述表现，那么家长应及时关注，这很可能预示着孩子在"注意力"方面出了问题。

注意力是指在一定时间内集中精神的能力。注意力通常会随着孩子年龄的增长而提高。受个体发展阶段的影响，通常孩子的注意力集中情况如下：

1 岁以下的孩子注意力集中时间不超过 15 秒；

1.5 岁的孩子对感兴趣的事物可以集中注意力 5 分钟以上；

2 岁的孩子集中注意力的平均时间大约为 7 分钟；

3 岁的孩子集中注意力的平均时间大约为 8 分钟；

4 岁的孩子集中注意力的平均时间大约为 12 分钟；

5 岁的孩子集中注意力的平均时间大约为 14 分钟；

6～10 岁的孩子可以持续集中注意力 20 分钟左右；

10～12 岁的孩子注意力集中时间在 25 分钟左右；

12 岁以上的孩子注意力集中时间在 30 分钟左右，有的孩子可以达到 40 分钟。

如果孩子的注意力达不到相应年龄的平均水平，将会不同程度地影响孩子的阅读能力、书写能力、记忆力、反应速度、敏捷性以及逻辑思维等的正常发展。

当儿童出现与其发育水平不相适应的注意缺陷和活动过度，同时伴有学习或社交等单一或多个功能损害时，则应考虑患 ADHD 的可能性。了解不同年龄阶段 ADHD 的症状差异性，有助于早期识别 ADHD（表 7-1）。

表 7-1　不同年龄阶段 ADHD 的症状线索

年龄阶段	注意力不集中症状	多动症状	冲动症状
学龄前期	容易转移注意力，似听非听	过分喧闹和捣乱，无法接受幼儿园教育	明显的攻击行为，不好管理
学龄期	不能完成指定任务，容易转移注意力，不能集中精神	坐立不安，走来走去，过多的语言和动作，难以遵守规则	自制力差，难以等待按顺序做事情，言语轻率，情绪易激惹
青少年期	不能完成学习任务，容易转移注意力	主观上有不安宁的感觉	自制力差，经常参与危险性活动，对立违抗行为较多

当然，我们在怀疑孩子患有 ADHD 的时候，应避免主观地"对号入座"。如果家长仅依据孩子完成作业拖拉、拿了东西不放回原位，或听老师反映孩子上课走神、对某些课程缺乏兴趣且作业完成得很马虎，或得知孩子与某位同学有冲突甚至打架，就直接判定孩子患上了 ADHD，这种判断是片面的。

目前常用于评估 ADHD 的量表有 ADHD 诊断量表父母版、范德堡（Vanderbilt）父母及教师评定量表、康纳斯（Conners）父母评定量表等，以上量表均可以在网上下载。但这些量表主观性比较强，家长不应该单纯依据这些量表的结果就给孩子扣上"多动症"的帽子。

需要明确的是，大部分 ADHD 患儿的智力水平是处于正常范围内的。他们的行为表现具有不稳定性，偶尔可以出色地完成任务。也正因为他们曾经可以不需要帮助就有良好表现，所以又会让人误认为他们没有什么问题或者障碍。实际上，ADHD 患儿的困境并不是没有能力做到，而是难以像别人一样保持稳定的行为表现和工作效率。

当孩子在 7 岁以前出现以下症状，并在 2 个及以上场合（家中、学校或其他公众场所等）反复出现类似症状时，家长应高度怀疑ADHD 的可能性，及时带孩子到专业医院就诊，明确诊断并进行正确的干预。

（1）不能静坐（多动）。

（2）注意力不集中（难以集中注意力）。

（3）注意力易被外界所吸引（好做"白日梦"）。

（4）做事情时往往不假思索（易冲动）。

（5）有其他行为问题。

（二）注意缺陷多动障碍如何与其他疾病相鉴别

在诊断 ADHD 时应注意与以下疾病相鉴别。

1. 智力落后

智力落后患儿可伴有多动和注意障碍，学习困难的问题也相当突出，因此易与 ADHD 相混淆。追溯病史，可发现智力落后患儿自幼生长发育较同龄正常儿童迟缓，社会适应能力低下，学习成绩与智力水平多相当，智力测试显示智商低于 70。以上情况有助于鉴别。

2. 儿童孤独症

虽然儿童孤独症患儿常存在多动、注意障碍等表现，但他们还存在儿童孤独症的三大核心症状，即社会交往障碍、交流障碍、兴趣狭窄和刻板重复的行为方式，因此不难与 ADHD 进行鉴别。

3. 儿童情绪障碍或心境障碍

儿童在焦虑、抑郁或躁狂状态下可能出现活动过多、注意力不集中、学习困难等表现，ADHD 患儿也可能会因为受到老师和家长的批评及同伴的排斥等而出现焦虑和抑郁等表现，因此二者需要鉴别。二者的鉴别要点如下。

（1）ADHD 通常于 7 岁之前发病，而儿童情绪障碍或心境障碍的发病时间则可早可晚。

（2）ADHD 为慢性持续性病程，而情绪障碍的病程则长短不一，心境障碍则为发作性病程。

（3）ADHD 的首发和主要症状为注意障碍、活动过度和冲动，而情绪障碍或心境障碍的首发和主要症状是情绪问题。

（4）情绪障碍或心境障碍儿童通过治疗改善情绪后，多动和注意障碍会消失；而 ADHD 患儿服用抗焦虑药或抗抑郁药改善情绪后，过度活动、注意障碍和冲动可能有所改善，但仍持续存在。

4. 多动行为

3~6 岁的儿童常常表现出极高的活动积极性，他们乐于表现自己、喜欢活跃的氛围，热衷于游戏活动，爱好主动与他人建立联系。正是在这个过程中，孩子们逐渐培养出自主探索环境和与同伴建立关系的能力。这种多动行为不属于问题行为，也不属于精神障碍病症，经过家长的恰当管理，孩子对学业的专注时间基本正常。ADHD 则是一种神经发育障碍，表现为持续性的注意力不足、过度活跃或冲动行为。对 ADHD 患儿进行注意力评估或者智力评估，他们在注意力的表现方面明显落后于同龄孩子。ADHD 会对孩子的学习和社交能力造成负面影响，属于精神障碍病症。据此可以鉴别两种疾病。

（三）注意缺陷多动障碍对孩子有何危害

1. 影响学业

学习需要长时间保持注意力集中，但 ADHD 患儿难以集中注意力，不能有效完成学习任务，因此可能导致其学业受到影响。

2. 影响社交

ADHD 容易导致患儿情绪不稳定，出现不能耐心排队、随意打断他人说话等情况，还可能使患儿存在一定的性格障碍，影响社交能力，表现为朋友较少，难以完成集体性的任务，甚至与父母之间也较难开展良性交流等。

3. 对他人造成伤害

在 ADHD 病情较为严重时，患儿通常会较为冲动，存在易怒、易激惹的情况，因此可能引起打架斗殴事件，导致他人身体健康受到伤害。

（四）哪些因素可诱发注意缺陷多动障碍

1. 遗传因素

该病在家族中具有一定的遗传性，如果父母或兄弟姐妹中有 ADHD 患者，那么孩子患病的风险会增加。

2. 脑结构和功能异常

研究表明，患儿大脑的某些区域，如前额皮质，可能发育较迟或功能异常，影响注意力和行为控制。

3. 神经递质失衡

大脑中负责调节注意力和行为的神经递质（如多巴胺和去甲肾上腺素）可能不平衡，影响大脑信号的传递。

4. 孕期及早期发育问题

母亲在孕期吸烟、饮酒或使用药物，或遭受严重感染、压力，以及早产或低出生体重等，都有可能增加儿童患 ADHD 的风险。

5. 环境因素

环境因素，包括铅暴露、营养不良、家庭功能失调、压力和创伤等，也可能影响儿童的神经发育，增加其患 ADHD 的可能性。

6. 社会和心理因素

社会和心理因素虽然不会直接引发 ADHD，但社会、心理和家庭环境中的压力因素，如虐待、忽视和不良的养育方式等都有可能引发或加重相关症状。

　　这些因素通常是相互作用的，导致儿童在注意力、行为和情绪调节等方面出现异常。了解这些因素有助于在早期采取措施和进行有效干预。

二、儿童注意缺陷多动障碍的预防和治疗

（一）现代医学如何防治儿童注意缺陷多动障碍

1. 儿童注意缺陷多动障碍的早期预防

儿童注意力缺陷重在预防，具体预防措施如下。

（1）孕妇在孕期应保持心情愉快、精神安宁，谨避寒暑，预防疾病，慎用药物，忌烟酒，避免中毒、外伤等。

（2）父母要为孩子创造温馨和谐的生活环境，使孩子在轻松愉快的氛围中度过童年时光。

（3）在日常生活中，家长应重视孩子的营养均衡，避免出现维生素缺乏、食物过敏、糖代谢障碍等情况；积极培养孩子良好的饮食习惯，不偏食、不挑食；同时，保证孩子拥有充足的睡眠。

2. 儿童注意缺陷多动障碍的治疗

ADHD是一种疾病，不是孩子的叛逆或堕落，而是孩子无法言表的痛苦。家长要关爱孩子，不要任由ADHD发展。

现代医学在治疗该病方面采用多学科综合的方法，包括药物治疗、行为疗法、心理辅导和教育支持等。

（1）药物治疗

药物治疗是治疗ADHD的核心方法，常用的药物包括中枢神经兴奋剂（如哌甲酯）和非兴奋剂（如托莫西汀）。这些药物主要是通过调节大脑中的神经递质来帮助改善注意力、减少多动和冲动行为。药物治疗通常需要在专业医生的指导下进行，并定期评估效果和不良反应。

（2）行为疗法

行为疗法主要是通过建立结构化的行为干预策略，帮助儿童学会自我管理和行为控制。家长和教师的参与尤为重要，他们可以通过正向强化、清晰的规则和一致的奖惩措施，帮助孩子建立良好的行为习惯。

（3）心理辅导

心理辅导可以帮助孩子们理解并管理自己的情绪，增强自尊心和提升应对技能。认知行为疗法尤其有效，它能够帮助孩子们识别并改变负面思维模式，改善自控能力和社会交往能力。

（4）教育支持

在学校环境中，教师应根据孩子的特殊需求进行个性化教学调整。例如，给予更多的时间完成任务，提供安静的学习环境，以及使用视觉提示和结构化的日程安排。

（5）家长培训和支持

家长培训是治疗的重要组成部分，旨在帮助家长了解 ADHD 并学习有效的教养策略。家长需要与学校和医生密切合作，共同支持孩子的成长。

譬如，家长可以帮助患儿建立规律的活动时间表，在需要投入较多注意力的活动前做好计划，并做好准备应对孩子的不良行为；还可以通过运动或游戏活动，帮助孩子释放过剩的精力。需要注意的是，家长要及时给予反馈，肯定、表扬孩子的恰当行为，提高他们改变的积极性。

此外，耐心倾听孩子的感受与想法可以减轻孩子的焦虑情绪，有助于孩子学习处理事情的方式，减少冲动行为。同时，家长要积极学习科学的应对方式，避免粗暴的惩罚，尽量不让孩子去刺激过多的场所。如果感到孩子难以应对，可以及时回家。同一时间不要给孩子过多的指令，协助他们慢慢来，培养他们的耐心。

（6）学校和老师的支持

在学校层面开展融合教育，组织老师根据 ADHD 学生的特点，制订个体化教学计划，如在教学中设计游戏环节，在游戏中学习知识，还可以利用多种教学材料，调动多感官功能学习，改善患儿的注意力，同时提升他们的学习兴趣；为患儿提供支持性辅导，可将患儿的座位调至距离老师较近的位置，并在附近安排一些较为安静的同学，这样可以减少环境刺激，避免患儿分心。在个人层面上，老师可以采用分层作业的方式，给患儿适量布置任务，以提升患儿的学习信心。

老师在与患儿的沟通过程中，要注意指令清晰、简单，语气平和，告知并确保患儿在需要得到帮助时可以找到提供帮助者；同时，在给予指令时，可以适时让患儿复述，以确认其已经听明白了。除此之外，老师要注意观察患儿日常学习生活的微小努力和变化，及时表扬孩子完成任务的行为，以提升患儿的改变动机和自信，提升干预效果。

（7）生活方式调整

健康的饮食、规律的作息、适当的运动和充足的睡眠也是管理ADHD的重要环节。减少含糖和加工食品的摄入，同时增加富含Omega-3脂肪酸食物的摄取量，有助于改善部分患儿的行为表现。

（二）中医如何辨证治疗注意缺陷多动障碍

中医学认为，本病归属于“躁动”“脏躁”“健忘”“失聪”等范畴，病位在肝、心、脾、肾。根据临床表现的不同，本病可分为肝风内动证、痰火扰神证、阴虚风动证3个证型。

1. 肝风内动

临床表现：注意力不集中，任性，自控力差，伴烦躁易怒，头晕头痛，或胁下胀满，舌红、苔白或薄黄，脉弦有力。

治法：平肝潜阳，息风止动。

方药：天麻钩藤饮加减。

天麻3克，钩藤5克，石决明15克，黄芩5克，川牛膝10克，杜仲10克，益母草10克，桑寄生10克，首乌藤8克，茯神10克。

食疗：钩藤白芍瘦肉汤。

取钩藤 10 克，炒白芍 10 克，蜜枣 1 枚，瘦肉 100 克。将以上材料洗净，放入砂锅中，加适量水煮汤即可。每日 1 次。

小儿推拿：具体操作如下。

（1）捣小天心，2～3 分钟。

（2）运内八卦，2～3 分钟。

（3）分阴阳，2～3 分钟。

以上手法，每日 1 次。

2. 痰火扰神

临床表现：多动，时有眩晕，睡眠多梦，喜食肥甘，烦躁易怒，口苦口干，大便秘结，小便短赤，舌红、苔黄腻，脉滑数。

治法：清火涤痰，宁心安神。

方药：黄连温胆汤加减。

黄连 3 克，竹茹 10 克，枳实 5 克，半夏 3 克，陈皮 5 克，甘草 3 克，生姜 5 克，茯苓 12 克。

食疗：苦瓜马蹄粥。

取苦瓜 100 克，马蹄 250 克，粳米 100 克，盐适量。先将粳米洗净，放入砂锅中，加水煮至八成熟时，下苦瓜、马蹄，煮至粥熟，加少量盐调味即可。每日 1 次。

小儿推拿：具体操作如下。

（1）清肝经，2～3 分钟。

（2）清小肠经，2～3 分钟。

（3）按揉太冲穴，3 分钟。

以上手法，每日 1 次。

3. 阴虚风动

临床表现：多动，咽干，清嗓，形体消瘦，头晕耳鸣，两颧潮红，手足心热，睡眠不安，大便干结，尿频或遗尿，舌红绛少津、苔少或光剥，脉细数。

治法：滋阴养血，柔肝息风。

方药：大定风珠加减。

白芍5克，干地黄10克，麦冬10克，火麻仁5克，五味子3克，龟板15克，牡蛎15克，甘草3克，鳖甲15克，阿胶5克。

食疗：大枣黑糯米粥。

取大枣（去核）5枚，枸杞子10克，黑糯米20克，冰糖适量。将大枣、枸杞子清洗干净，与黑糯米一同放入砂锅内，加水煮至粥熟，可以加入适量冰糖调味。每日1次。

小儿推拿：具体操作如下。

（1）推揉脾经，2~3分钟。

（2）揉五指节，2~3分钟。

（3）揉涌泉穴，2~3分钟。

以上手法，每日1次。

育儿经
之
心理疾病防治篇

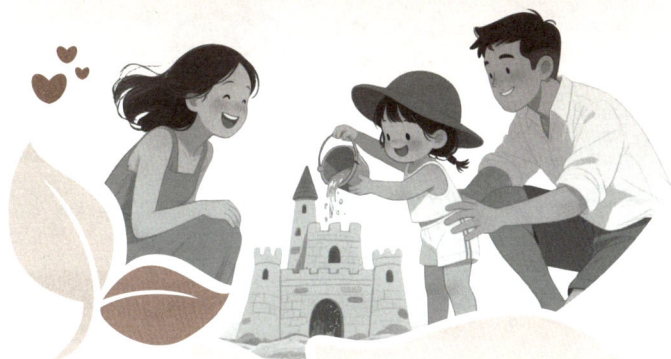

易致孩子考试失利的"怪病"
——考前焦虑症

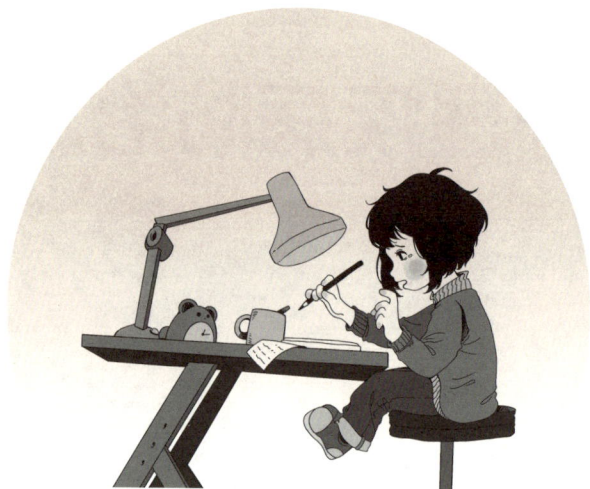

一、不可忽视的考前焦虑症

考前焦虑症是一种比较常见的情绪反应，通常表现为紧张、不安、恐惧等情绪状态，常在考试前出现。在如今"鸡娃"成风的大环境下，考前焦虑症已成为学生的普遍问题。无论是参与各类兴趣技能考级，还是面对学校组织的各种考试，许多孩子都体验过不同程度的考前焦虑。有研究表明，在国内的青少年儿童里，高焦虑水平人数占了总人数的四分之一。考前焦虑症的直接后果就是影响学生的正常水平发挥，可能导致考试成绩不佳，进而影响其未来的发展；严重者甚至可能引发抑郁症、焦虑症等精神心理疾病。

（一）考前焦虑症是一种疾病吗

考前焦虑症并非严格意义上的疾病，而是一种常见的心理反应。它是青少年儿童在即将面临考试或评估等重要事件时出现的一种焦虑状态，通常在考试前几天或几周内出现。虽然考前焦虑症不被认为是一种严重的心理疾病，但在一些人身上可能表现得很明显，严重影响他们的学习和日常生活。考前焦虑症的症状和影响范围因个体而异，有些孩子可能只是感到轻微不适，而另一些孩子可能会出现严重的身体和情绪症状。对前者来说，适当的支持和应对技巧就足以缓解考前焦虑；而对后者来说，则可能需要专业的心理健康辅导，甚至药物治疗。尽管考前焦虑症不是一种严重的疾病，但对受影响的个体来说，有效管理和处理这种情绪反应仍然十分重要。

（二）考前焦虑症有哪些表现

身体方面：头晕头痛，胸闷心悸，呼吸困难，口干舌燥，尿频尿急，身体发僵，心烦气躁，胃部不适，恶心呕吐，手部颤抖、出汗等。

情绪方面：紧张不安，焦虑恐惧，感觉无法控制焦虑情绪，严重者甚至有大难临头又难以应付的强烈不安感，影响日常生活。

认知方面：难以集中注意力，记忆力减退，困惑，思维跳跃，逻辑混乱。

如果孩子出现了上述表现，说明其存在一定程度的考前焦虑。若这种心理状态持续时间较长，不仅会影响考试成绩，还会影响孩子的身心健康，家长和老师应引起重视。

（三）考前焦虑症好发于哪种性格的孩子

考前焦虑症并非仅与特定性格有关，但某些性格倾向可能增加患此症的风险。

1. 完美主义者

这些孩子倾向于对自己设立高标准，害怕失败和做出不完美的表现，因此在考试前可能会感到极度的压力和焦虑。

2. 内向型

内向的孩子更容易自我压抑，不愿意与他人分享他们的忧虑和困扰，这导致他们更容易受到焦虑的影响。

3. 过度关注细节的人

这些孩子倾向于过度关注考试中的细节，如题目的难度、时间限制等，导致他们在考试前过度紧张。

4. 低自尊者

自尊心低的孩子可能会感到自己无法胜任考试，从而产生焦虑和自我怀疑。

虽然以上性格特点可能会增加考前焦虑的风险，但是任何性格的孩子都有可能经历考前焦虑，因为考试本身就充满压力和紧张。对家长来说，预防和缓解孩子的考前焦虑症状，重要的是及时提供支持和帮助，帮助孩子学会有效应对焦虑情绪。

（四）如何判断孩子是否产生了考前焦虑

如果孩子出现明显的生理不适、情绪症状和认知问题，家长应引起重视，可寻求心理专家或医生的帮助，进行面对面的评估和问诊。焦虑量表和心理测试可以评估症状的严重程度和影响范围。

要注意考前焦虑症与其他精神心理疾病的鉴别：考前焦虑症通常与特定的事件（考试）相关，而焦虑症等其他心理疾病则可能在其他时间或情境下出现。

二、考前焦虑症的预防和治疗

（一）现代医学如何防治考前焦虑症

1. 现代医学如何治疗考前焦虑症

考前焦虑症是一种非常常见的现象，本质上是一种应试心理素质的表现。但如果焦虑症状明显影响孩子的学习和日常生活，且持续时间在半年以上，就需要进行医学治疗，主要包括以下几方面。

（1）心理治疗。如认知行为疗法（cognitive behavioral therapy，CBT）、心理动力疗法等。

（2）药物治疗。在症状严重的情况下，医生可能会考虑使用抗焦虑药物，如甲丙氨酯、卡立普多、地西泮、氯氮䓬、奥沙西泮、硝西泮等，以免影响正常生活。

（3）支持性治疗。提供支持和理解，帮助患儿应对焦虑情绪。

2. 如何预防考前焦虑症

预防考前焦虑症，家长可以鼓励孩子做到以下几点。

（1）建立良好的学习和考试计划，提前预习、复习，对考试知识的把握是应对考试的底气。

（2）学习应对焦虑情绪的技巧，譬如进行深呼吸、放松训练、慢跑、打篮球等。

（3）维持健康的生活方式，包括良好的睡眠、均衡的饮食和规律的运动习惯，坚持劳逸结合，避免熬夜学习。

（4）自我调整，当感到情绪焦虑不安时，可以听听舒缓的音乐，观看喜剧或相声，适量进行户外运动，做一些平时喜欢的娱乐活动，或者吃些新鲜的水果和蔬菜等。

（5）与家人、朋友交流，寻求支持和建议。

了解考前焦虑的症状、确诊方法以及预防和治疗措施有助于及时应对和管理这种常见的心理反应。家长作为孩子的坚强后盾，要为孩子营造轻松愉快的家庭氛围，对孩子的想法和意愿应予以尊重，尽量避免对孩子有不切合实际的期待。

（二）中医如何辨证治疗考前焦虑症

考前焦虑症属于中医学"脏躁""惊悸""郁病"等范畴，是由于患者本身体质偏颇，气血不和，再加上面临重大事件，情志过极，导致气机升降出入失常、脏腑功能失调所引起的一种情志疾病。根据临床表现的不同，本病主要分为以下 4 种证型。

1. 心虚胆怯

临床表现：善惊易恐，坐卧不安，失眠多梦，易醒，心悸，食少，恶闻声响，容易疲劳，声低懒言，舌淡、苔薄白，脉细数或弦细。

治法：镇惊定志，养心安神。

方药：安神定志丸加减。

茯苓 15 克，茯神 15 克，制远志 10 克，炒白术 12 克，党参 15 克，石菖蒲 12 克，龙齿 15 克，大枣 6 克。

食疗：猪心桂圆汤。

取猪心 1 个，桂圆 30 克，红参 15 克，百合 15 克，大枣 6 枚，生姜 3 片。将猪心切成块，焯水后捞起。将药材洗净后提前浸泡，大枣去核，生姜去皮。将全部材料放入炖盅内，加入适量清水，隔水炖 1.5 小时，调味即可。

小儿推拿：具体操作如下。

（1）揉按神门穴，2～3 分钟。

（2）揉按三阴交穴，2～3 分钟。

（3）按揉内关穴，2～3 分钟。

以上手法，每日 1 次。手法以轻柔安抚为主。

足浴：晚上临睡前以温水泡脚 5～10 分钟。

2. 痰火扰神

临床表现：惊恐不安，心烦失眠，脾气暴躁易怒，多梦易惊，面红耳赤，口苦目眩，胸闷痰多，甚或神昏谵语，大便干结，小便短黄，舌红、苔黄腻，脉滑数。

治法：清心泻火，涤痰醒神。

方药：黄连温胆汤加减。

黄连 10 克，竹茹 15 克，枳实 15 克，半夏 15 克，陈皮 12 克，茯苓 15 克，酸枣仁 10 克，远志 10 克，甘草 6 克。

若痰火较盛，加栀子 10 克，黄芩 10 克，浙贝母 10 克。

服用药物期间要避免进食生冷、油腻及辛辣刺激性食物，饮食应以清淡、易消化的食物为主。

食疗：如竹茹陈皮粥和咸蛋百合瘦肉粥等。

（1）竹茹陈皮粥

取竹茹 10 克，陈皮 10 克，粳米 50 克。将陈皮切细丝备用。竹茹加水先煎 15 分钟，去渣取汁。用其汁与粳米一起煮粥，待粥将熟时，撒入陈皮丝，稍煮即可。

（2）咸蛋百合瘦肉粥

取咸蛋 1 个，百合 30 克，粳米 100 克，油、盐各适量。将粳米淘洗干净，咸蛋敲破后与粳米一起抓匀，加适量油和盐拌好，提前一晚放进冰箱的急冷格冷藏。次日，将腌好的粳米倒入砂锅中，加入清水，然后放入洗净的百合，盖好盖子煮 1 小时左右，熄火，调味后食用。

小儿推拿：具体操作如下。

（1）清大肠经，2～3 分钟。

（2）揉太冲穴，2～3 分钟。

（3）揉丰隆穴，2～3 分钟。

以上手法，每日 1 次。

3. 心肾不交

临床表现：心烦不寐，入睡困难，心悸多梦，伴头晕耳鸣，腰膝酸软，潮热盗汗，五心烦热，咽干津少，舌红、少苔，脉细数。

治法：交通心肾，滋阴降火。

方药：天王补心丹加减。

人参 15 克，茯苓 15 克，玄参 10 克，丹参 15 克，桔梗 12 克，远志 15 克，当归 10 克，五味子 9 克，麦冬 15 克，柏子仁 10 克，酸枣仁 10 克，生地黄 15 克。

食疗：如杞子菊花西洋参茶和莲心麦冬五味茶等。

（1）杞子菊花西洋参茶

取枸杞子 10 克，菊花 10 克，西洋参片 6 克。将全部材料放进玻璃杯中，注入沸水冲泡，代茶饮用，直至无味。

（2）莲心麦冬五味茶

取莲子心适量，麦冬 15 克，五味子 6 克，冰糖适量。把莲子心、麦冬、五味子和冰糖一同放入养生壶中，加入清水烧开后再煮 5 分钟即可，待凉后以茶代饮。

小儿推拿：具体操作如下。

（1）清涌泉穴，2～3 分钟。

（2）揉太溪穴，2～3 分钟。

（3）揉三阴交穴，2～3 分钟。

以上手法，每日 1 次。

4. 心脾两虚

临床表现：入睡困难，食欲不振，倦怠乏力，心烦气躁，心悸气短，面色无华，畏寒肢冷，腹胀便溏，健忘，舌淡、苔薄白，脉细弱。

治法：健脾益气，养血宁心。

方药：归脾丸加减。

炙黄芪 20 克，龙眼肉 10 克，党参 15 克，白术 15 克，当归 10 克，茯苓 15 克，酸枣仁 10 克，远志 10 克，木香 6 克。

食疗：百合山药小米粥。

取百合 30 克，山药 100 克，小米 100 克。山药削皮、切段，百合和小米一起洗净。将全部材料放进砂锅中，加入清水共煮，煮至粥熟即可。

小儿推拿：具体操作如下。

（1）揉脾俞穴，2~3分钟。

（2）揉心俞穴，2~3分钟。

（3）揉百会穴，2~3分钟。

以上手法，每日1次。

孩子融入新环境的"拦路虎"
——儿童适应障碍

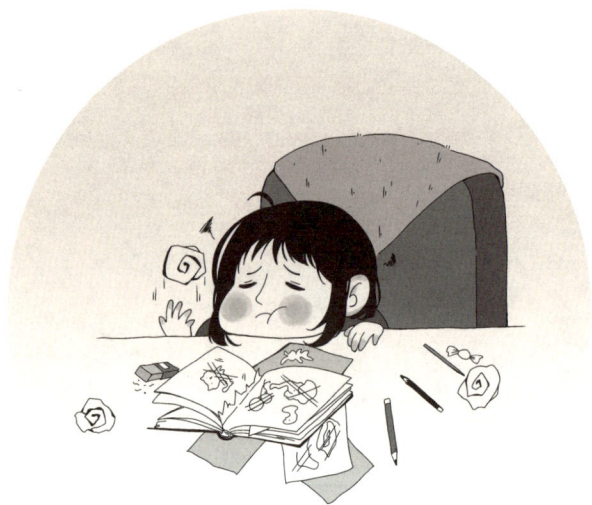

一、儿童成长必须跨越的适应障碍

  儿童适应障碍是一种在儿童时期出现的心理疾病，是指在面临新的挑战或环境改变时，出现的行为、情绪和认知上的困扰。患有适应障碍的儿童常表现为哭闹不安、交往困难、与老师关系疏远、拒绝参加协作活动、学习兴趣降低和学习效率下降、情绪焦虑不安等。本病可能是由家庭问题、学校压力、社交困难、生活变化或其他不良环境因素所导致的。

即使是成年人，在面对新事物、新环境、新生活时，也会或多或少存在适应的压力。由于触觉失调、禀赋气质、父母溺爱、缺乏心理准备、自控能力差、适应技能没有被提前训练等因素，儿童适应障碍的表现可能会更加明显。

孩子们在成长的过程中会面临无数的新挑战，这也是一个不断学习和适应的过程。作为家长要充分理解孩子的感受，当孩子即将面对环境的改变，如入园、入学、与父母分离、转学、家庭变故等时，要为孩子提供心理、行为等方面的支持，早预防、早干预。及时识别和处理儿童的适应障碍是非常重要的，家长们可以通过提供支持、建立安全稳定的环境、教导适应性技能以及寻求专业指导来帮助他们应对挑战，促进他们的身心健康和全面发展。

（一）儿童适应障碍有哪些表现

儿童适应障碍的表现复杂多样，以下为一些常见症状。

（1）行为问题，如退缩、逃避或抵触正常的学习和社交活动，以及过度依恋父母等。

（2）情绪问题，如焦虑、恐惧、抑郁、自卑等。

（3）学习问题，如注意力不集中、学习成绩下降、逃学等。

（4）生理问题，如失眠、食欲不振、体重下降等。

根据临床表现的不同，儿童适应障碍主要分为焦虑型、抑郁型、混合型和特定情境型。

根据病程和症状的严重程度不同，儿童适应障碍又可以分为急性型和慢性型。急性型病程不超过半年，症状较轻，通常在应激事件发生后的最初几个月内出现；慢性型病程则超过半年，症状较重，可能在应激事件发生后的数月甚至数年后才出现。

（二）如何确诊儿童适应障碍

儿童适应障碍的诊断和评估需要专业的医务人员和心理学家来执行。在评估过程中，医务人员和心理学家需要详细了解儿童的症状和表现，以及其生活和学习的环境。他们需要对儿童的家庭、学校和社会环境进行深入了解，以全面评估其适应障碍的程度和原因。常用的评估方法包括临床访谈、观察法、心理测试和生理测试等。总而言之，儿童适应障碍的诊断和评估通常需要综合考虑多方面的因素，以下是一些常用的方法。

1. 量表评估

使用针对儿童适应障碍的专用量表，如儿童适应障碍评定量表（child adaptation disorder scale，CADS）进行评估。这些量表包括行为、情绪和学习等方面的条目，可以帮助识别儿童的症状和严重程度。

2. 调查和访谈

通过对儿童及其家长进行调查和访谈，了解儿童的生活和学习环境、家庭和学校动态以及儿童对应激事件的认知和应对方式等。这些信息有助于评估儿童的症状及其背后的原因。

3. 临床观察

医生通过观察儿童在诊室内的行为和情绪反应，可以获得重要的诊断线索。观察还能够帮助医生了解儿童的生理状况，如睡眠和饮食模式等，从而更全面地评估其适应障碍的程度。

（三）儿童适应障碍有哪些诱发因素

儿童适应障碍的诱发因素复杂多样，常见诱发因素如下。

（1）家庭因素，如家庭矛盾、父母离异、亲子关系紧张等。

（2）社会因素，如环境突变、突发事件、生活节奏改变、社会压力增大等。车祸、地震等灾难性事件，也会成为诱发因素。

（3）心理因素，如个性特点、应对能力不足、心理发育不成熟等。这些因素相互作用，共同影响儿童对应激事件的适应能力。

（四）儿童适应障碍有哪些危害

如果儿童适应障碍长时间未能治愈，可能对孩子的身心健康产生多方面的不良影响。

1. 情绪问题

适应障碍可能导致儿童出现情绪问题，如焦虑、抑郁、恐惧等。这些情绪问题可能会影响他们的日常生活、学习和社交关系。

2. 学业问题

儿童适应障碍可能会影响他们的学习能力和学习动力，导致学习成绩下降、注意力不集中、学习障碍等问题。

3. 行为问题

适应障碍可能导致儿童出现行为问题，如冲动行为、攻击性行为、反社会行为等。这些行为可能会影响他们的社交关系、家庭生活和在学校中的表现。

4. 身体健康问题

长期的适应障碍可能会对儿童的身体健康产生负面影响，如睡眠问题、消化问题、头痛、肌肉紧张等身体不适。

5. 社交问题

适应障碍可能影响儿童的社交能力和人际关系，使他们难以建立良好的友谊、解决冲突、表达情感等，从而导致孤独感和自我排斥。

6. 发展延迟

长期的适应障碍可能会影响儿童的身心发展，包括智力发展、情绪发展、社交发展等方面的延迟或受阻。

二、儿童适应障碍的预防和治疗

（一）现代医学如何防治儿童适应障碍

1. 建立良好的家庭环境

充满温暖、给予支持和稳定的家庭环境可以帮助儿童建立安全感和信任感，从而更好地应对生活中的压力和挑战。家长们应积极参与儿童的教育和成长过程，建立良好的亲子关系，提供支持和鼓励，包括提供家庭支持和教育，以及调整学校环境等，帮助儿童更好地适应新的挑战和变化。

2. 保持健康的生活方式

均衡饮食、规律睡眠和适度运动等健康的生活习惯对儿童的身心健康至关重要。保持身体健康有助于增强抵抗力和应对压力的能力。

3. 教导适应性技能

教导儿童如何有效地应对挑战和压力，包括解决学习问题、情绪管理、建立良好的人际关系等，这有助于他们更好地适应各种环境。一些社会机构通过专业课程教授儿童有效的社交技能，如沟通、解决冲突和团队合作等，也可以帮助他们更好地与其他人互动。

4. 提供支持和安全感

听取儿童的想法和感受，给予他们支持和鼓励，让他们知道自己不是孤单的，而是有人可以依靠和倾诉的。家长要及时与学校沟通，教师需要合理安排儿童的生活和学习，减少不必要的压力和挑战，避免适应障碍的发生。

5. 寻求专业支持和辅导

如果儿童出现持续的情绪问题、行为异常或身体不适，家长应及时寻求专业的心理健康支持和辅导，以帮助他们有效地应对问题并找到合适的应对策略。心理治疗包括认知行为疗法、心理动力学疗法、家庭疗法等，旨在帮助儿童更好地理解和处理他们的情绪问题和行为问题。心理治疗可以由专业的心理医生在诊室内进行，也可以通过学校或社区的心理健康服务进行。

6. 药物治疗

在上述措施仍不能解决问题的情况下，药物治疗能对儿童适应障碍有所帮助。例如，对于明显的焦虑或抑郁症状，医生可能会开具抗焦虑西药或抗抑郁西药。不过，药物治疗并不是主要的治疗方式，而应作为辅助手段配合心理治疗和其他干预措施使用。

（二）中医如何辨证治疗儿童适应障碍

中医学认为，本病归属于"郁证"范畴，其病位在肝，与心、脾相关。根据临床表现的不同，中医学常将本病辨证分为肝气郁结证、气郁化火证、心脾两虚证和肝肾阴虚证。

1. 肝气郁结

临床表现：情志抑郁，心绪不宁，善太息，胸部满闷，胁肋胀痛，痛无定处，饮食欠佳，大便不调，女孩月经不调，舌淡红、苔薄腻，脉弦。

治法：疏肝解郁，理气和中。

方药：柴胡疏肝散加减。

陈皮 6 克，柴胡 10 克，川芎 9 克，香附 8 克，枳壳 9 克，芍药 9 克，甘草 5 克。

食疗：合欢皮粥。

取合欢皮 15 克，陈皮 6 克，粳米 100 克，盐适量。先将中药材洗干净，陈皮切成细条，粳米洗净，一起放入砂锅中，加水煮成粥，加少量盐调味即可。每日 1 次。

小儿推拿：具体操作如下。

（1）头面四大手法，2~3 分钟。

（2）按揉内关穴，2~3 分钟。

（3）按揉太冲穴，2~3 分钟。

以上手法，每日 1 次。

2. 气郁化火

临床表现：心神不宁，急躁易怒，胸闷胁胀，口干口苦，或头痛、目赤、耳鸣，或嘈杂吞酸，大便秘结，舌红、苔黄，脉弦数。

治法：疏肝解郁，清肝泻火。

方药：丹栀逍遥散加减。

柴胡 9 克，当归 9 克，白芍 10 克，白术 10 克，茯苓 10 克，甘草5克，薄荷3克，炒牡丹皮8克，炒栀子8克。

食疗：菊花百合茶。

取菊花10克，百合15克，玫瑰花15克。先将以上中药材洗净，加水煮开，代茶饮。每日1次。

小儿推拿：具体操作如下。

（1）心肝同清，2~3分钟。

（2）退六腑，2~3分钟。

（3）按揉涌泉穴，2~3分钟。

以上手法，每日1次。

3. 心脾两虚

临床表现：紧张担心，郁闷不舒，心神不宁，失眠多梦，少气懒言，气短乏力，善太息，脘腹胀闷，肠鸣矢气，面色黄或白，饮食欠佳，女孩月经量少或月经延后，舌淡、苔薄白，或舌体稍胖，或有齿痕，脉细弦。

治法：健脾养心，补益气血。

方药：归脾汤加减。

白术10克，太子参10克，黄芪10克，当归9克，炙甘草5克，茯苓12克，远志8克，酸枣仁5克，木香5克（后下），龙眼肉10克，生姜3片，大枣1枚。

食疗：莲子安神粥。

取莲子、龙眼肉、百合各20克，大米150克，盐适量。将上述中药材与大米洗净后，加适量水同煮成粥，加少量盐调味即可。每日1次。

小儿推拿：具体操作如下。

（1）补心经，2~3分钟。

（2）补脾经，2~3分钟。

（3）按揉内关穴，2~3分钟。

以上手法，每日1次。

4. 肝肾阴虚

临床表现：视力下降，眼干，咽干，清嗓，形体消瘦，头晕耳鸣，两颧潮红，手足心热，睡眠不安，大便干结，尿频或遗尿，舌红绛少津、苔少或光剥，脉细数。

治法：滋阴养血，柔肝息风。

方药：滋水清肝饮加减。

茯苓 10 克，当归身 9 克，熟地黄 9 克，柴胡 9 克，山药 12 克，大枣 1 枚，白芍 8 克，山茱萸 10 克，炒栀子 8 克，炒牡丹皮 8 克，泽泻 9 克。

食疗：桑椹养阴汤。

取枸杞子、女贞子、桑椹各 10 克，瘦肉 200 克，盐适量。将中药材洗净，瘦肉切成小块，一同放入砂锅中，大火煮开，然后小火煮 45 分钟，加少量盐调味即可。每日 1 次。

小儿推拿：具体操作如下。

（1）揉板门，2~3 分钟。

（2）按揉三阴交穴，3 分钟。

（3）摩揉涌泉穴，2 分钟。

以上手法，每日 1 次。

附 录
常用小儿推拿手法及穴位

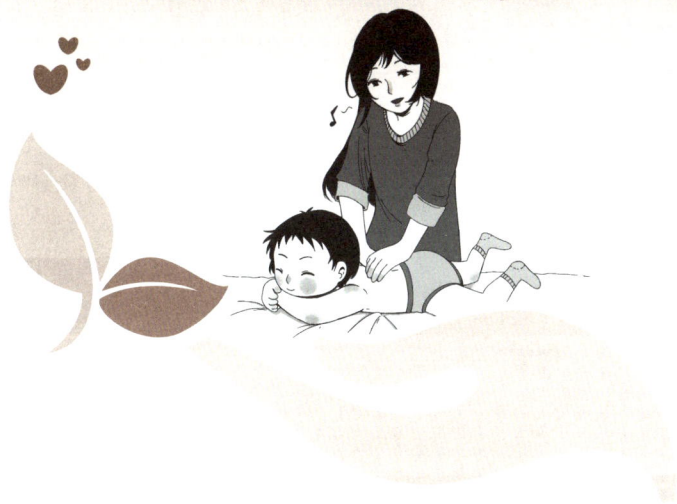

　　小儿推拿学始于明代，盛于清代。按摩学在隋唐时期达到鼎盛，儿科学于宋代繁荣发展，这两门学科的成熟，为明代小儿推拿学的昌盛奠定了坚实的基础。明代医家系统总结前人的临床经验，撰写了小儿推拿学专著，逐步构建起完整且独立的小儿推拿学体系。

　　小儿推拿学是中医儿科学与推拿学相结合的产物，它是在中医基本理论的指导下，根据小儿的生理病理特点，用一定的手法作用于小儿，以防治疾病、调节体质为目的，促进小儿身心健康和生长发育的中医外治法。小儿推拿具有治疗与保健的双重功效，其特点是推拿手法轻快柔和。《中医儿科学》提出儿童具有"生机蓬勃，发育迅速"的体质特点，这意味着小儿在生理上呈现出吸收快、代谢快、排泄快，以及对外界物质与信息接收快、反应快和利用快的特征。因此，小儿推拿手法作用于皮肤时，能够快速被感知，继而引发反应，这也是小儿推拿能快速起效的原因。除此之外，小儿喂药困难、胃肠反应大、易呕吐等特点，也是小儿推拿被广泛接受的原因。

　　小儿推拿作为绿色安全、易操作的传统中医治疗方法，十分适合家长们应用于日常育儿实践。通过本书的专业指导，结合相对准确的辨证，找准有效的穴位，配合规范的推拿手法，再加上爸爸妈妈手心的温暖，能让小儿推拿的功效发挥得更快、更好。家长们用双手守护孩子健康的同时，还能够通过掌心的温度更好地传达爱意，让亲情升温，亲子关系更温馨和谐。

　　希望关注孩子健康的家长们能够多学习、勤推拿、早掌握，早日看到孩子身体的惊喜变化。

一、常用小儿推拿手法

按法：稍大面积垂直下压为按法。

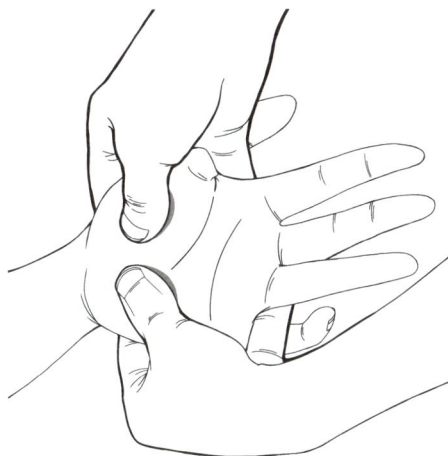

按法

　　揉法：在吸定的基础上做回旋运动称为揉法，古人谓之"肉动皮不动"。

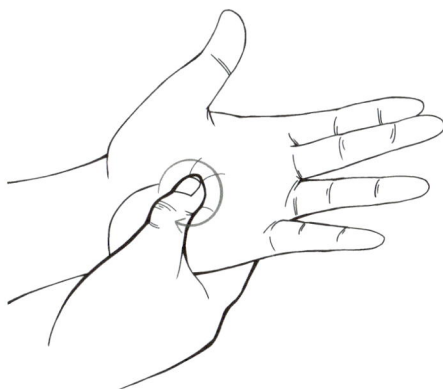

揉法

　　推法：推法为从某一点沿直线推向另一点，即单方向直线运动。

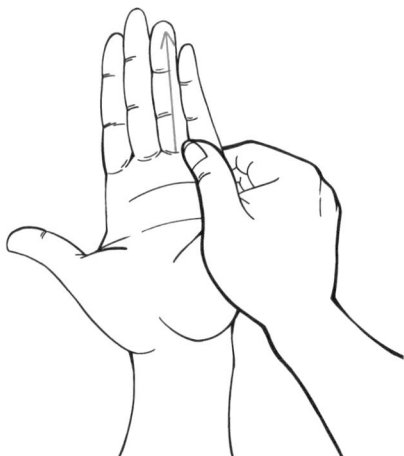

推法

　　搓法：在夹持的基础上来回运动为搓法。用双手掌夹持患儿某一部位，相对用力，快速搓揉，并做上下往返移动。

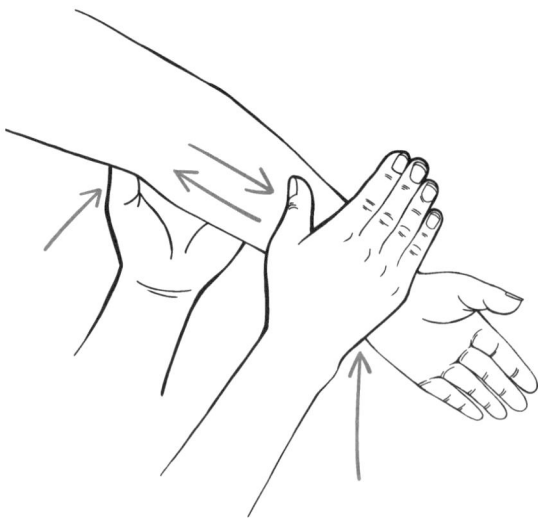

搓法

运法： 用拇指或用食指和中指的指腹在穴位上做弧形或环形运动。其中，用拇指进行操作的手法称为拇指运法。

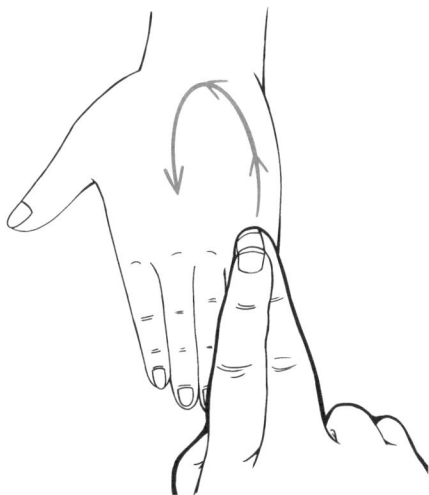

运法

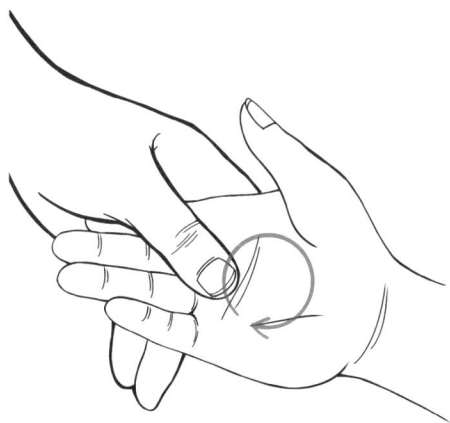

拇指运法

摩法：用手做较轻的环形运动的方法为摩法。本法力度较轻，不带动深层组织运动，古人谓之"皮动肉不动"。

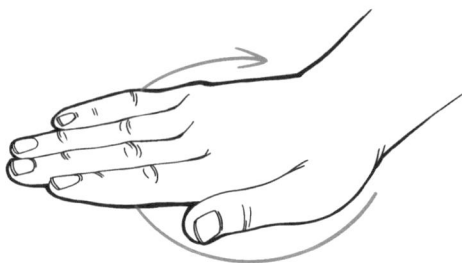

摩法

捣法：有节奏地敲击穴位的方法为捣法。可用屈曲的中指指端或食指和中指的指间关节击打穴位。本法瞬间作用，快落快起，节奏感强。

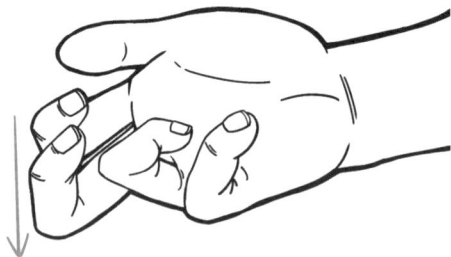

捣法

掐法：掐以甲入，快进快出，垂直施力。

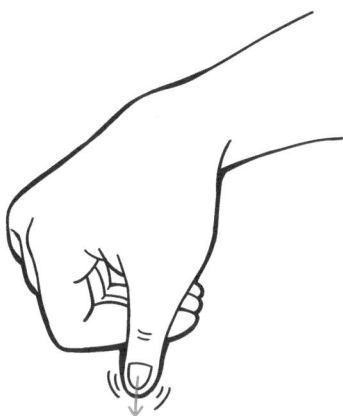

掐法

拿法：捏而提起谓之拿。拿法分为拇指与食、中二指的三指拿法，和拇指与其余四指的五指拿法。

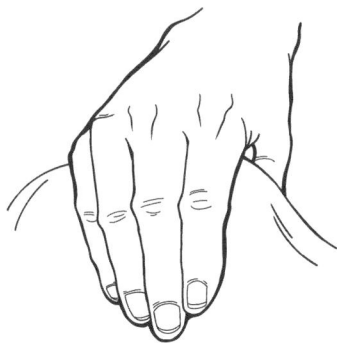

拿法

捏法：此处特指捏脊疗法。以两手拇指置于脊柱两侧，从下向上推进；边推边以拇指与食、中二指捏拿起脊柱旁的皮肤，从龟尾向上推进，直至大椎。一般捏7~9遍，最后一遍操作时，每捏3提1，提时力度大，多有皮肤与筋膜剥离声响。

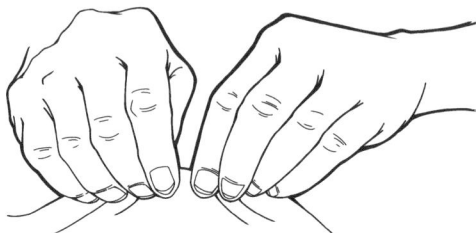

捏法

总收法：拇指与食、中二指相对用力，提拿肩井穴的筋肉3~6次，可配合按揉百会穴等动作。

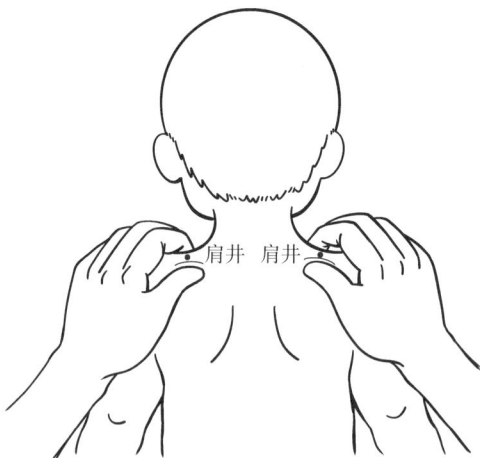

肩井　肩井

总收法

二、常用小儿推拿穴位及手法

（一）头面部、颈项部穴位及手法

头面四大手法：开天门：两拇指指腹交替从两眉正中推向前发际。推坎宫：两拇指指腹同时自眉心向两侧眉梢推动。运太阳：两拇指或中指指腹置于太阳穴行揉法。揉掐耳后高骨：用双手拇指或中指指腹轻轻按揉耳后高骨，每次按揉 3 下，然后再用拇指和食指轻轻掐揉此处 1 下，即揉 3 掐 1。以上操作要求力度适中，以孩子

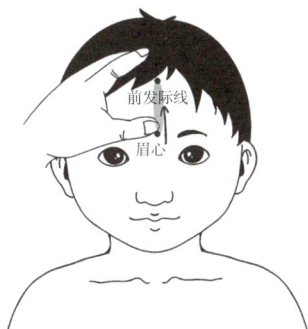

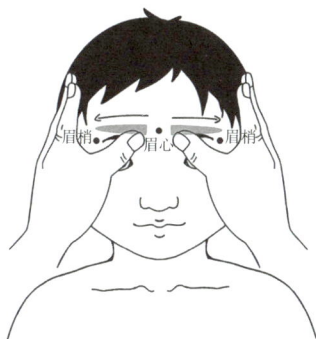

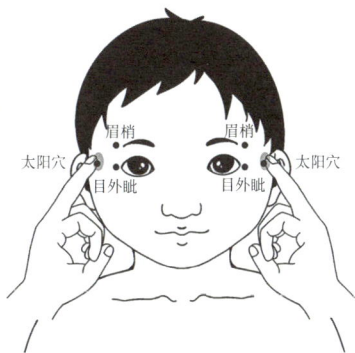

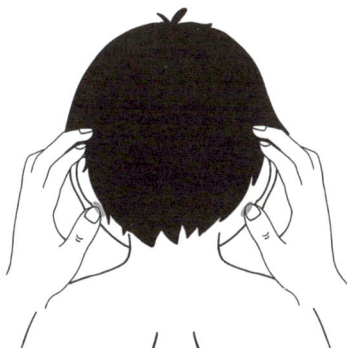

头面四大手法

能耐受为宜。

天柱骨： 从后发际到大椎穴呈一直线。推天柱骨：一手扶孩子前额，另一手拇指或食指和中指并拢，由后发际线推至大椎穴，以局部潮红或出痧为度。

百会： 在头顶正中，两耳尖连线的中点。可按，可揉，可摩。对于囟门未闭合的婴幼儿，尽量不做此类手法。

四神聪： 位于头部，在两耳尖连线中点（百会穴）的前后左右各旁开1寸，共4穴。可按，可揉，可摩。

印堂： 位于面部，两眉头连线中点。可掐，可揉。

迎香： 平鼻翼外缘，当鼻唇沟中取穴。一般用按法。

鼻通： 位于鼻翼与鼻软骨交界处，左右各一。一般用按法。

地仓： 位于面部，口角外侧，瞳孔直下。可按，可揉，可掐。

风池： 在枕骨下，当胸锁乳突肌与斜方肌上端之间的凹陷处，左右各一。可拿，可按，可揉。

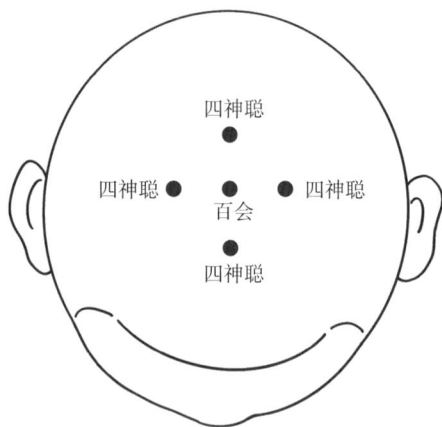

头顶常用穴位示意图

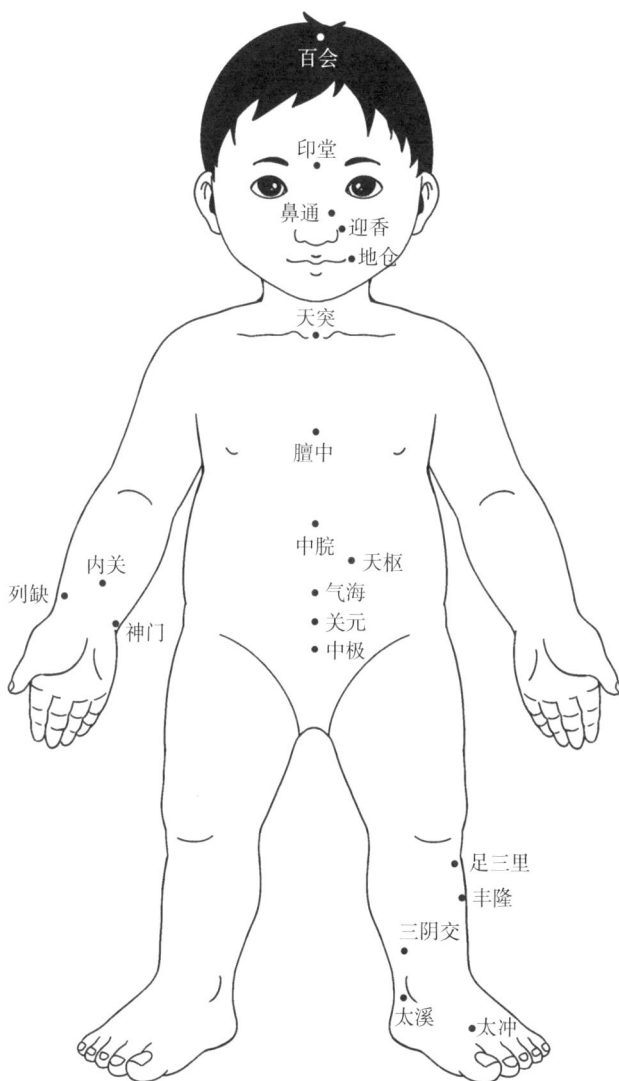

百会

印堂

鼻通　·迎香
·地仓

天突

膻中

中脘　·天枢
·气海
·关元
·中极

内关
列缺
神门

足三里
丰隆

三阴交

太溪　·太冲

小儿推拿正面穴位示意图

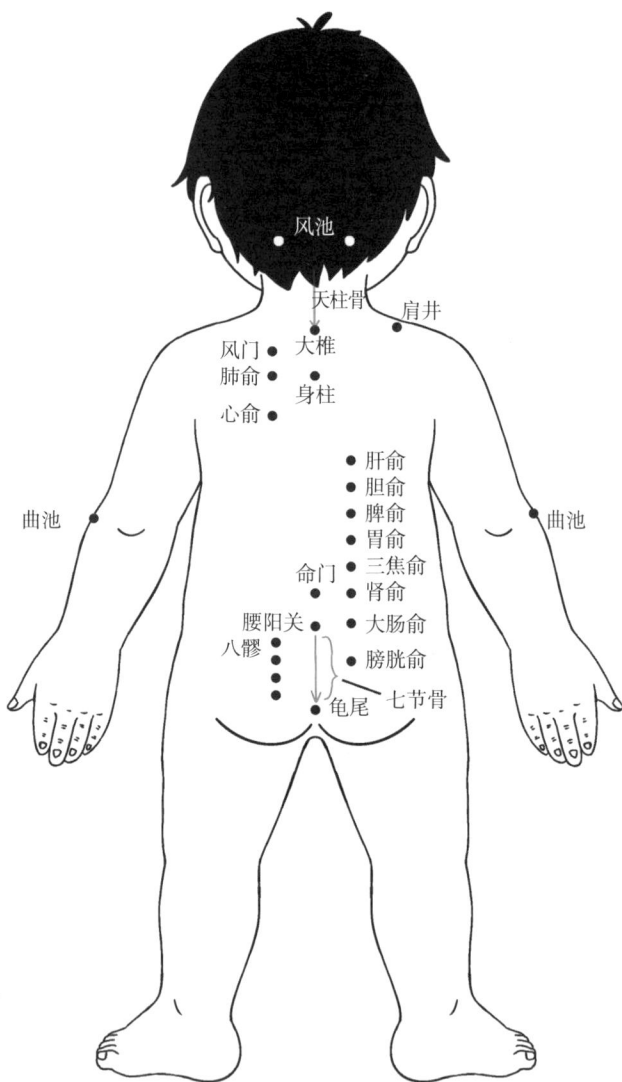

风池

天柱骨　肩井

风门　●大椎

肺俞　●身柱

心俞

●肝俞

●胆俞

●脾俞

●胃俞

曲池　命门　●三焦俞　曲池

●肾俞

腰阳关　●大肠俞

八髎　●膀胱俞

●龟尾　七节骨

小儿推拿背面穴位示意图

（二）上肢穴位及手法

　　推三关：三关位于前臂桡侧缘，腕横纹至肘横纹成一直线。一手握其手腕，另一手食、中二指上推三关。

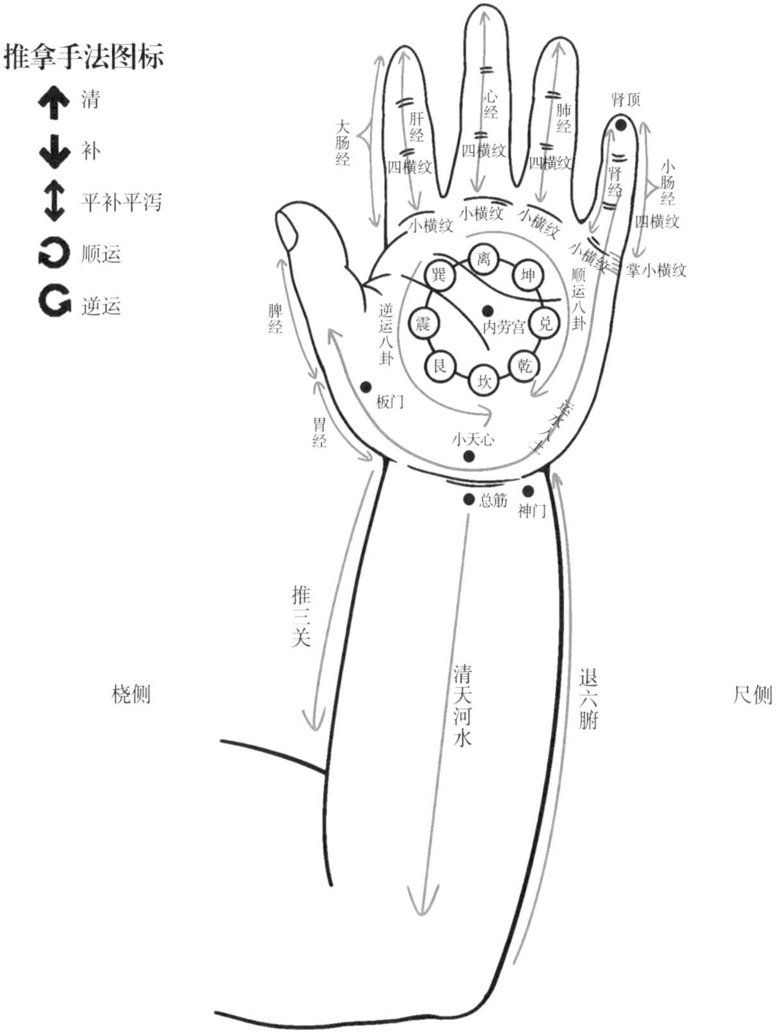

推拿手法图标

↑　清
↓　补
↕　平补平泻
↻　顺运
↺　逆运

大肠经
肝经
心经
肺经
肾顶
四横纹
四横纹
四横纹
肾经
小肠经
小横纹
小横纹
小横纹
四横纹
小横擦
掌小横纹
离
坤
顺运八卦
巽
兑
脾经
内劳宫
逆运八卦
震
乾
艮
坎
老龙
板门
胃经
小天心
总筋
神门
推三关
清天河水
退六腑
桡侧
尺侧

小儿推拿掌面穴位示意图

退六腑：六腑位于前臂尺侧缘，肘横纹至腕横纹成一条直线。一手握其手腕，另一手食、中二指下推六腑。

清天河水：天河水位于前臂内侧正中，总筋至洪池（曲泽）成一直线。一手拇指按于内劳宫，另一手拇指或食、中二指从总筋向上推至洪池，为清天河水。

胃经：掌面，拇指第 1 掌骨桡侧缘赤白肉际处。从指根推向指尖为清，从指尖推向指根为补，来回推为平补平泻。

脾经：位于拇指桡侧缘，从指尖至指根成一直线。从指根推向指尖为清，从指尖推向指根为补，来回推为平补平泻。

大肠经：位于食指桡侧缘，从指尖至指根成一直线。从指根推向指尖为清，从指尖推向指根为补，来回推为平补平泻。

肝经：位于食指掌面，从指尖至指根成一直线。从指根推向指尖为清。（临床中一般不使用补法）

心经：位于中指掌面，从指尖至指根成一直线。从指根推向指尖为清。（临床中一般不使用补法）

肺经：位于无名指掌面，从指尖至指根成一直线。从指根推向指尖为清，从指尖推向指根为补，来回推为平补平泻。

肾经：位于小指掌面，从指尖至指根成一直线。从指根推向指尖为清，从指尖推向指根为补，来回推为平补平泻。

小肠经：位于小指尺侧缘，从指尖至指根成一直线。从指根推向指尖为清，从指尖推向指根为补，来回推为平补平泻。

内劳宫：位于手掌正中央，第 2、3 掌骨之间，偏向第 3 掌骨取穴。可揉，可掐。

外劳宫：位于手背正中央，第 2、3 掌骨之间，偏向第 3 掌骨取穴。可揉，可掐。

五指节：位于掌背五指中节横纹处。可掐，可揉。

总筋：位于掌后腕横纹中点。可揉，可掐。

小天心：位于大小鱼际交接之凹陷处。可揉，可点按，可掐揉。

心肝同清：在食指、中指掌面同时从指根推向指尖。

平肝清肺：操作者左手将孩子左手中指压下，食指与无名指并拢，操作者右手食指、中指、无名指同时从孩子的食指与无名指的指根推向指尖。

四横纹：掌面，食指、中指、无名指、小指第 1 指间关节。可掐，可推。

掌小横纹：掌面尺侧，小指根与掌横纹间的细小纹路。一般做揉法。

小横纹：掌面，食指、中指、无名指、小指掌指关节横纹。退热及消胀散结多行掐法，化痰止咳多行推法。

一窝风：位于手背，腕横纹中央的凹陷中。一般用按揉法。

运八卦：以手掌中心（劳宫）为圆心，圆心至中指根距离的2/3 为半径的圆圈。内八卦以内劳宫为圆心，外八卦以外劳宫为圆心，可顺运、逆运。

板门：位于手掌大鱼际平面，或大鱼际平面中点。可揉，可运，可推。

调五脏（经）：操作者一手拇指与中指相对，捏住小儿的小天心和一窝风，另一手拇指与食指相对，从小儿的拇指起，依次捻揉食指、中指、无名指和小指螺纹面，捻 3~5 次，拔伸 1 次；然后从拇指至小指逐指轻快掐十宣穴 3~5 次。

二马：位于手背第 4、5 掌指关节后方，两掌骨间凹陷处。可揉。

精宁、威灵：二穴均位于掌背，第 2、3 掌骨中央之凹陷为威灵，第 4、5 掌骨中央之凹陷为精宁。可掐，可揉。

列缺：掌背腕横纹桡侧面凹陷处，成人此穴在桡骨茎突外侧。两虎口交叉，食指指端下取穴。可掐，可拿。

内关：位于前臂掌侧腕横纹上 2 寸。可揉，可按，可掐。

合谷：位于手背，第 1、2 掌骨间，当第 2 掌骨桡侧中点处。可揉，可按。

　　神门：位于手腕掌侧横纹尺侧端，尺侧腕屈肌的桡侧缘凹陷处。可揉，可按。

　　曲池：屈肘成直角，肘横纹外侧端即是。可揉，可按。

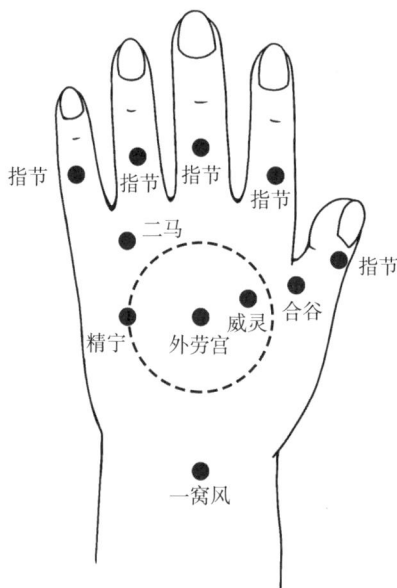

小儿推拿手背穴位示意图

（三）下肢穴位及手法

　　足三里：位于小腿外侧，犊鼻下 3 寸，胫骨前嵴外 1 横指处，犊鼻与解溪的连线上。可按，可揉，可推。

　　丰隆：位于小腿外侧，外踝尖上 8 寸，条口穴外 1 寸，距胫骨前缘 2 横指处。可按，可揉，可推。

　　三阴交：在小腿内侧，内踝尖上 3 寸，胫骨内缘凹陷处。可按，可揉。

　　太冲：位于足背的第 1、2 跖骨间，跖骨底结合部的前方凹陷中。可按，可揉，可掐。

太溪：位于足内侧，内踝尖与跟腱之间的凹陷处。可按，可揉。

涌泉：位于足底，屈足卷趾时足心最凹陷中；约当足底第2、3趾蹼缘与足跟连线的前 1/3 与后 2/3 交点凹陷处。可按，可揉。

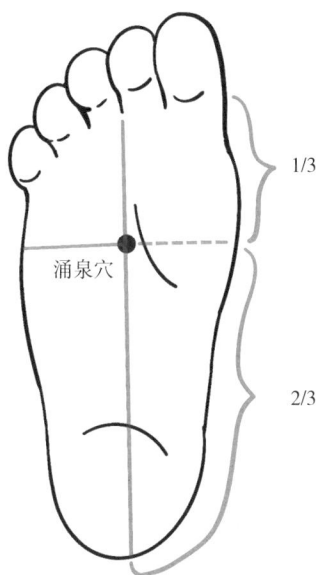

涌泉穴示意图

（四）胸腹部穴位及手法

天突：胸骨上窝正中，正坐仰头取穴。可按揉，可捏挤。

膻中：胸部前正中线上，平第 4 肋间，两乳头连线中点取穴。可揉，可推，可分推。

中脘：位于肚脐上 4 寸，当剑突下与脐连线的中点。可揉，可推，可摩。

天枢：肚脐旁开 2 寸，即 2 横指。一般用揉法。

气海：位于脐下 1.5 寸。一般用揉法。

关元：位于下腹部前正中线上，脐下 3 寸。可揉，可摩。

中极：位于脐下 4 寸。可揉，可摩。

开璇玑：①分推胸八道，以两手拇指或四指同时自璇玑从上而下依次从正中分推至季肋部 8 次；②推中脘，两手交替从巨阙向下推至脐部 24 次；③摩腹，以脐为中心顺时针摩腹 1 ~ 2 分钟；④气沉丹田，从脐向下推至耻骨联合处 1 分钟。

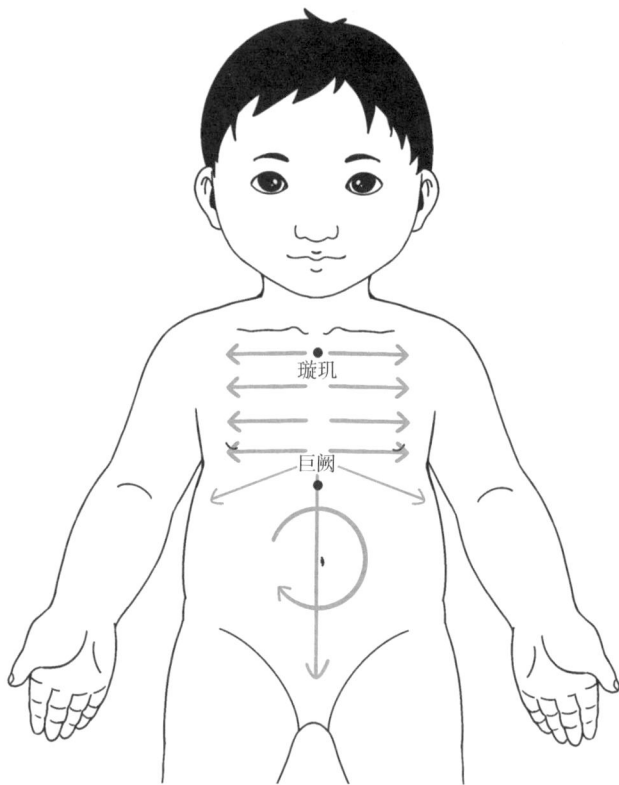

开璇玑

　　抱肚法：抱小儿同向坐于大腿上。两手从腋下插入置于胸前，两手掌重叠，掌心向后，两手向后尽力挤压，同时配合挺胸、挺腹动作。从胸腔逐渐向下至盆腔为 1 遍，一般操作 5 ~ 10 遍。

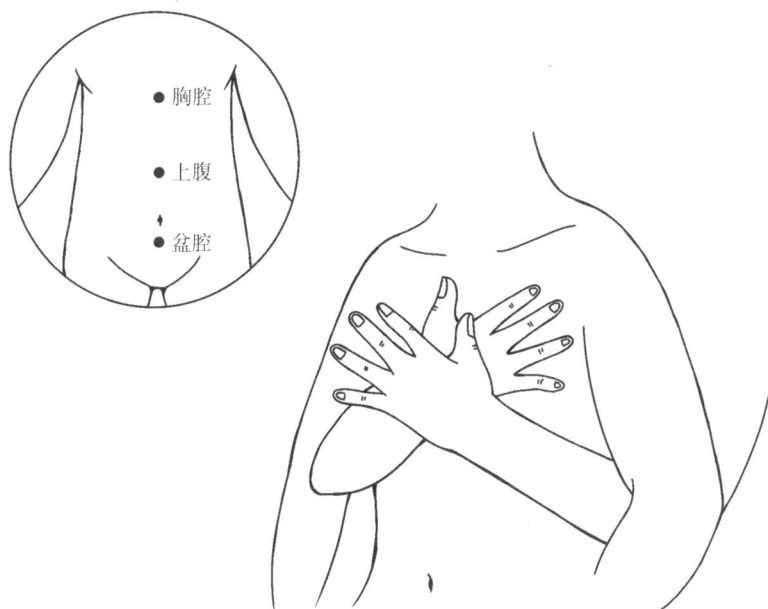

抱肚法

分推腹阴阳：两拇指指腹从剑突起，分别朝两边分推，边推边从上往下移，直至脐部平面。

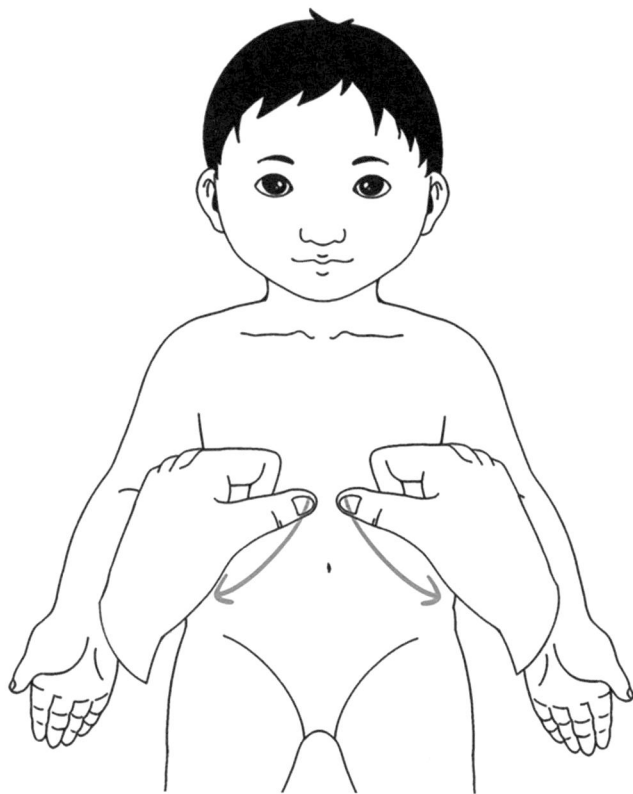

分推腹阴阳

（五）背、腰、骶部穴位及手法

大椎：位于第 7 颈椎棘突下凹陷处。可按，可揉，可刮，可捏挤。

肩井：位于大椎与肩峰连线的中点。小儿推拿指肩部大筋。可拿，可按，可揉。

身柱：位于背部，第 3 胸椎棘突下。可拿，可按，可揉。

风门：位于背部，第 2 胸椎棘突下旁开 1.5 寸。可揉，可推，可擦。

肺俞：位于背部，第 3 胸椎棘突下旁开 1.5 寸。可揉，可推，可擦。

心俞：位于背部，第 5 胸椎棘突下旁开 1.5 寸。一般用揉法。

肝俞：位于背部，第 9 胸椎棘突下旁开 1.5 寸。一般用揉法。

胆俞：位于背部，第 10 胸椎棘突下旁开 1.5 寸。一般用揉法。

脾俞：位于背部，第 11 胸椎棘突下旁开 1.5 寸。可揉，可擦。

胃俞：位于背部，第 12 胸椎棘突下旁开 1.5 寸。一般用揉法。

三焦俞：位于腰部，第 1 腰椎棘突下旁开 1.5 寸。一般用揉法。

肾俞：位于腰部，第 2 腰椎棘突下旁开 1.5 寸。可揉，可擦。

命门：位于腰部，第 2 腰椎棘突下凹陷处。可揉，可擦。

大肠俞：位于腰部，第 4 腰椎棘突下旁开 1.5 寸。可揉，可擦。

八髎：位于骶部，8 个骶后孔。可按，可揉，可叩，可擦之令热。

膀胱俞：位于骶区，横平第 2 骶后孔，骶正中嵴旁开 1.5 寸。可揉，可擦。

龟尾：尾椎骨末端。可揉，可掐。

七节骨：位于第 4 腰椎棘突至尾骨尖，成一直线。向上推七节骨（推上七节骨）为温，为补，为升；向下推七节骨（推下七节骨）为清，为泻，为降。

捏脊：两手拇指置于脊柱两侧从下向上推进，边推边以拇指与食、中二指捏拿起脊柱两旁的皮肤。

推脊：上起大椎，下至龟尾成一直线。用食、中二指指腹或手掌紧贴脊柱自上而下直推。

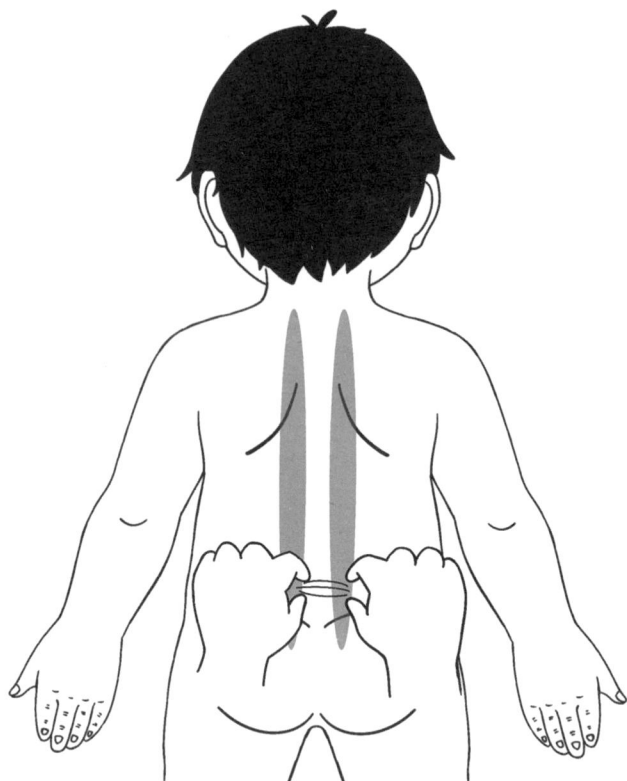

捏脊

推"介"字：先用双手的拇指按揉肺俞穴，再由肺俞穴开始沿后背两肩胛骨的下缘向两侧分推，在分推 8~10 次以后，再从肺俞穴开始沿脊柱两侧向下直推 8~10 次，如此循环往复数次。

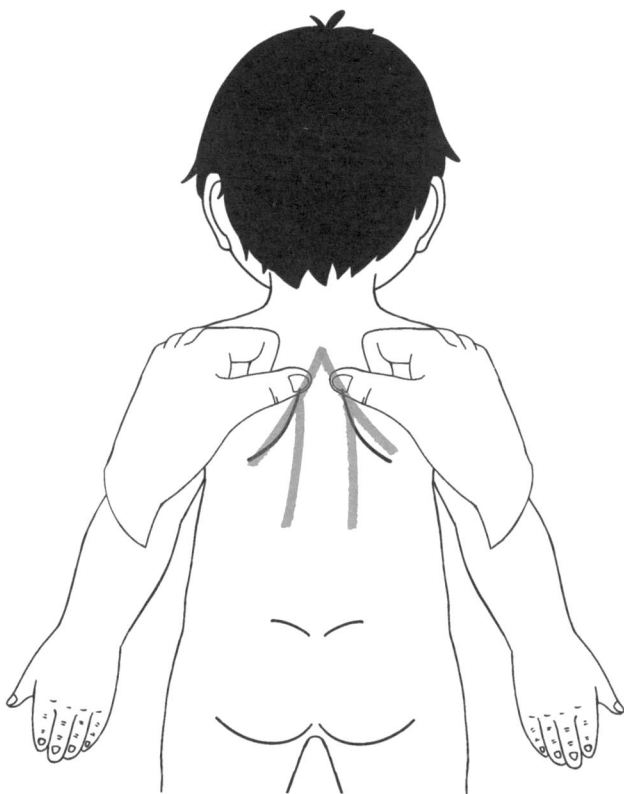

推"介"字

工字擦背：先用掌根或小鱼际在背部督脉（包含两侧膀胱经）上下搓热，再沿着肺俞横向往返搓热，最后沿着肾俞横向往返搓热。

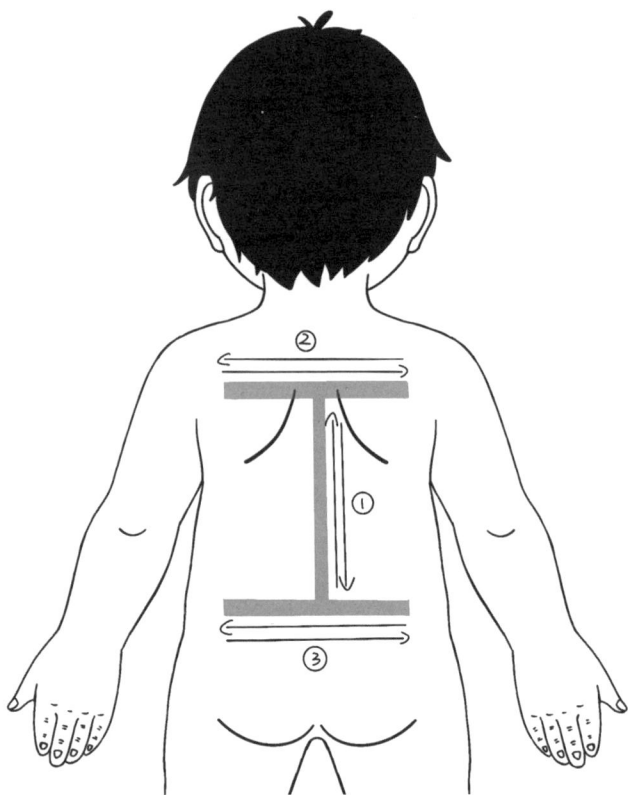

工字擦背